Ivan Ramšak

Funktionelle Myodiagnostik
Handbuch der Muskeltests

Ivan Ramšak

Funktionelle Myodiagnostik (FMD)

Handbuch der Muskeltests

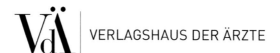

VERLAGSHAUS DER ÄRZTE

© Verlagshaus der Ärzte GmbH,
Nibelungengasse 13, 1010 Wien
www.aerzteverlagshaus.at

2. Auflage 2016

Das Werk ist urheberrechtlich geschützt. Die dadurch begründeten Rechte, insbesondere das der Übersetzung, des Nachdrucks, der Entnahme von Abbildungen, der Funksendung, der Wiedergabe auf fotomechanischem oder ähnlichem Wege und der Speicherung in Datenverarbeitungsanlagen, bleiben, auch bei nur auszugsweiser Verwendung, vorbehalten.

ISBN: 978-3-99052-142-7

Umschlaggestaltung:
Grafikbüro Lisa Hahsler, 2232 Deutsch-Wagram
Layout und Produktion:
Helmut Lenhart, 8401 Kalsdorf
Projektbetreuung: Hagen Schaub
Druck & Bindung:
Druckerei Ferdinand Berger & Söhne GmbH,
3580 Horn
Printed in Austria

Das Werk gibt den Wissensstand des Autors bei Drucklegung wieder. Aus dem Inhalt können keinerlei Verbindlichkeiten oder Haftungen abgeleitet werden; Verlag und Autor übernehmen auch keine Haftung für die Richtigkeit und Vollständigkeit der hier publizierten Informationen.

Aus Gründen der leichteren Lesbarkeit – vor allem in Hinblick auf die Vermeidung einer ausfernden Verwendung von Pronomen – haben wir uns dazu entschlossen, alle geschlechtsbezogenen Wörter nur in eingeschlechtlicher Form – der deutschen Sprache gemäß zumeist die männliche – zu verwenden. Selbstredend gelten alle Bezeichnungen gleichwertig für Frauen.

Inhaltsverzeichnis

Zum Geleit	6		Psoas	87
Vorwort zur 2. Auflage	9		Quadratus lumborum	91
Liste der verwendeten Abkürzungen	10		Rectus femoris	92
			Rhomboidei	96
Abdominalmuskulatur	11		Sartorius	98
Adduktoren	14		Scaleni	100
Beckenboden	17		Serratus anterior	102
Bizeps	20		Sternocleidomastoideus (SCM)	105
Coracobrachialis	22		Subclavius	108
Deltoideus	24		Subscapularis	110
Diaphragma	27		Supinator	114
Extensor carpi radialis	29		Supraspinatus	116
Extensor carpi ulnaris	30		Tensor Fasciae latae (TFL)	118
Extensor hallucis longus	31		Teres major	120
Flexor carpi radialis	32		Teres minor	122
Flexor carpi ulnaris	33		Tibialis anterior	124
Flexor digiti minimi	34		Tibialis posterior	126
Flexor digitorum profundus	35		Trapezius – Pars superior	128
Flexor digitorum superficialis	36		Mittlerer Trapezius	130
Flexor hallucis brevis	37		Trapezius – Pars inferior	132
Flexor hallucis longus	38		Triceps brachii	134
Gluteus maximus	39		Triceps surae	136
Glutaeus medius/minimus	42		Vastus lateralis und medialis	139
Gracilis	45			
Harmstrings	47		Literatur	143
Iliacus	51		Abbildungsnachweis	144
Infraspinatus	52			
Latissimus dorsi	55			
Levator scapulae	58			
Nackenextensoren (Splenius capitis et cervicis)	60			
Nackenreflexoren	63			
Opponens pollicis	65			
Pectoralis major – claviculärer Teil (PMC)	67			
Pectoralis major – sternaler Teil (PMS)	69			
Pectoralis minor	72			
Peroneus brevis und longus	74			
Peroneus tertius	76			
Piriformis – Hüftgelenksaußenrotatoren	78			
Popliteus	81			
Pronator quadratus	83			
Pronator teres	85			

Zum Geleit

Der Muskeltest in der FMD

Als ich vor über 25 Jahren den Muskeltest erlernte, gab es eine Beschreibung bzw. Vorgabe des Muskeltests, wie sie von Gerz und Leaf zusammengestellt und von Goodheart unterschrieben bzw. autorisiert wurde.

Der Muskeltest nach Goodheart – zusammengestellt gemäß den Lehrunterlagen:
- Exakte Testposition
- Alle Vorteile dem Patienten.
- Patient beginnt mit der Muskelkontraktion.
- Untersucher stellt sein Kraftniveau auf das des Patienten ein.
- Die geringfügige Erhöhung des Testdruckes von 3 bis 5 % durch den Untersucher überführt die isometrische Kontraktion in eine exzentrische Kontraktion. Dabei wird die neuromuskuläre Adaptationsfähigkeit überprüft.

Bei korrekter Ausführung des Muskeltests kann in der Praxis ein hohe exzentrische Reservekraft beobachtet werden. Die aktuelle Sportphysiologie zeigt bezüglich der exzentrischen Kontraktion einige Beobachtungen und Daten, die für den Muskeltest von großer Bedeutung sind und bisher zu wenig beachtet wurden. Nach diesen sportbiologischen Erkenntnissen ist es folgerichtig, den FMD-Muskeltest in seiner Beschreibung und Ausführung zu adaptieren.

Begriffsbestimmung: isometrisch – konzentrisch – exzentrisch

- **Isometrisch** (haltend-statisch): intramuskuläre Spannungsänderung ohne Längenänderung des Muskels. Beispiele: Verharren in z.B. 90-Grad-Kniebeuge („Schranzhocke") oder Verharren während eines Klimmzuges in einer bestimmten Winkelposition.
- **Konzentrisch** (positiv-dynamisch, überwindend): intramuskuläre Spannungsänderung mit Längenverkürzung des Muskels im Sinne einer Annäherung des Ursprunges und Ansatzes. Beispiele: Aufstehen aus dem Sitzen oder eine Treppe hinaufsteigen oder einen Klimmzug ziehen.

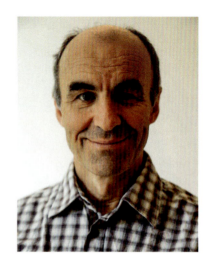

- **Exzentrisch** (negativ-dynamisch, nachgebend): intramuskuläre Spannungsänderung mit Längenzunahme im Sinne der Entfernung vom Ursprung zum Ansatz. Beispiele: Langsames Hinsetzen, Treppenabwärtsgehen, Langsames Absenken eines Klimmzuges.

Exzentrische Bewegungen sind physiologisch und auch für Jung und Alt alltäglich. So ist beim Laufen oder beim Stiegen-hinab-Gehen das Abfedern des auftretenden Beines eine alltägliche und typisch exzentrische Bewegung.

Eine deutlich intensivere Belastung durch ein spezielles exzentrisches Training ist im Leistungssport üblich und notwendig, um bestimmte motorische Fähigkeiten zu erreichen. Im Muskel ist bei konzentrischer Bewegung normalerweise nur ein geringer Teil der Myosinköpfchen am Filamentgleiten beteiligt. Bei der exzentrischen Bewegung ist der Prozentsatz der beteiligten Myosinköpfe deutlich höher, sodass die exzentrische Zusatzkraft physiologisch bei ca. 30 % über der isometrischen Maximalkraft liegt und darüber hinaus trainierbar ist.

Grundsätzliche Überlegungen zum Muskeltest in der Funktionellen Myodiagnostik

- Normoreaktive Muskeln reagieren im Grenzbereich physiologisch normal und sind folglich häufiger und sicherer zu testen als hypo- oder hyperreaktive Muskeln.
- Gewichtstragende Muskeln wie z.B. der Rectus femoris sind auch bei Nicht-Sportlern auf Vielfachbelastungen adaptiert und können entsprechend häufiger reproduzierbar getestet werden.
- Trainingsmaßnahmen fördern eine physiologische Konditionierung, was zur Folge hat, dass diese Muskeln gut testbar werden und die exzentrische Reservekraft klarer rekrutieren können.
- Hyporeaktive Muskeln sollten aus sportphysiologischer Sicht grundsätzlich nicht zu oft getestet werden, da die physiologische Stabilisierung im Grenzbereich fehlt und damit die Anfälligkeit auf Schmerz oder Verletzung erhöht ist.

Hyporeaktiver Muskel

Grundsätzlich sind hyporeaktive Muskeln ein diagnostisches Geschenk.
Es können mögliche Zusammenhänge und Ursachen für deren „Schwäche" (mittels TL/CH) sofort und ohne Umwege erkannt werden. Reagiert der hyporeaktive Muskel auf TL/CH mit einer Stärkung, ist zumindest eine der Ursachen der Dysreaktion sicher verifiziert.
Allerdings sind hyporeaktive Muskeln manchmal schon am Anfang schmerzhaft oder aber nicht häufig hintereinander sauber zu testen (siehe auch oben). Jedenfalls schonend ist der Testablauf in diesem Zusammenhang, wenn sofort nach dem Erkennen der destabilisierenden Grenze der Test abgebrochen wird.
Im Rahmen der weiteren Diagnostik ist für häufige Testungen aber ein „Indikatormuskel" sehr hilfreich, da dieser lange Zeit gut zu testen ist. Nach einer Probebehandlung soll schließlich der hyporeaktive Muskel wieder überprüft werden, ob dieser inzwischen normal funktioniert oder ob noch weitere Ursachen der Dysreaktion zu suchen sind.

Das sinnvolle Vorgehen für einen häufig zu testenden normoreaktiven Muskel (Indikatormuskel) sollte wie folgt aussehen:
Zu Beginn drei- bis viermal den Muskeltest ohne jedweden CH/TL durchführen, weil es damit zur Förderung der intra- und intermuskulären Konditionierung mit Verbesserung der Bewegungsübertragung/Bewegungskopplung kommt. Es werden damit mehr Muskelbündel aktiviert und es wird ein leichter Erwärmungs-/Durchblutungseffekt erzielt. Die Maximal- und die Reservekraft steigen damit spürbar an. Es empfiehlt sich, dem Patienten die exzentrische Reservekraft zu demonstrieren und zu erklären. Normalerweise liegt sie bei ca. 30 % über dem isometrischen Maximum, welches wiederum ca. 30 % über der konzentrischen Maximalkraft liegt.

Funktionelle Myodiagnostik und Zeitfaktor

Der Muskeltest dauert in der Regel zwei bis drei Sekunden. Zum Erreichen der isometrischen Maximalkraft dauert es zwischen 0,5 und 1,5 Sekunden. Ein Sportler mit einer Top-Reaktionszeit baut die Maximalkraft in weniger als einer halben Sekunde auf und ist im Anschluss sofort bereit für eine exzentrische Kontraktion. Hingegen können untrainierte und/oder koordinativ einfache Patienten über mehrere Sekunden für den Aufbau der Maximalkraft brauchen und auch die exzentrische Rekrutierung und Stabilisierung danach erfolgt langsamer und eventuell auch weniger deutlich, sodass folgende Parameter zu berücksichtigen sind:
- mehrfaches Testen mit Bahnung und Konditionierung,
- mehrfaches Kommando mit Motivierung zur Maximalkraft,
- langsamerer Anstieg bis zum isometrischen Plateau,
- langsamer zu entwickelnde exzentrische Reservekraft,
- geringeres Ausmaß der exzentrischen Reservekraft (evtl. nur 10 bis 20 %),

- die exzentrische Stabilisierung ist nicht so sauber koordiniert wie beim Trainierten,
- nach den Muskeltestungen entsteht häufiger ein Muskelkater.

Der Muskeltest – grafisch

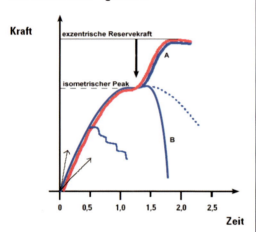

Der Patient (blau) beginnt die Muskelkontraktion.
Der Untersucher (rot) stellt sich auf Kraftniveau des Patienten ein.
Nach Erreichen des isometrischen Peaks erhöht der Untersucher (rot) den Testdruck um 20 bis 30 % (exzentrische Reservekraft).
Der Patient versucht, exzentrische Reservekraft zu rekrutieren, der Untersucher prüft die neuromuskuläre Adaptationsfähigkeit.
A = erfolgreiche Rekrutierung und Stabilisierung
B = keine Rekrutierung bzw. Abschwächung

Blaue Wellenlinie: Abbruch während des Spannungsaufbaus aufgrund von Schmerzen.

Blau gepunktet: wie B – der Patient kämpft gegen die erfolglose Stabilisierung.
Die Pfeile entsprechen dem langsameren oder schnelleren Spannungsaufbau.

Zusammenfassung
Ein gesunder Muskel hat physiologisch eine hohe exzentrische Kraftreserve von 20 bis 30 % bezogen auf die isometrische Maximalkraft. Bei Sportlern liegt dieser Wert sogar bei ca. 50 %. Wird der Muskeltest vor diesem Hintergrund durchgeführt und demonstriert, so werden die verschiedenen Muskeltestreaktionen für den Patienten spürbarer und besser nachvollziehbar.
Die Adaptierung des Muskeltests in der FMD mit der Neubeschreibung auf Basis der Sportbiologie ist medizinisch nachvollziehbar und notwendig, um auf ärztlicher Ebene dieses wertvolle funktionelle Handwerkszeug zu erhalten.

Dr. Eugen Burtscher
Dornbirn

Vorwort zur 2. Auflage

Es sind 9 Jahre seit dem ersten Erscheinen dieses Buches vergangen, und es gab inzwischen eine Namensänderung dieser Methode in Funktionelle Myodiagnostik (FMD), womit ein neuer Weg in der Medizin beschritten werden soll. Im Geleitwort des langjährigen Weggefährten Dr. Eugen Burtscher ist der FMD-Muskeltest detailliert auf Basis der sportbiologischen Erkenntnisse neu beschrieben.

Dieses Buch ist als Lernhilfe für diese FMD-Muskeltests gedacht, deren perfekte Ausübung sowohl ein hohes Maß an „handwerklichem" Geschick als auch genaue funktionell-anatomische Kenntnisse der Muskulatur erfordert. Es soll dem/der FMD-Lernenden als wertvolle Unterrichtsunterlage dienen. Aus räumlichen und praktischen Gründen wurden die selten gebrauchten Muskeln (die kleinen Hand- bzw. Fußmuskeln) weggelassen. Insgesamt sind die Erfahrungen aus inzwischen über 20-jähriger Unterrichtstätigkeit mit eingeflossen.

Parallel zur Ursprungs-, Ansatz- und Funktionsbeschreibung findet sich bei jedem Muskel eine einfache Anatomiezeichnung, wovon sich die Muskelfunktion, bei entsprechender Vorstellung der Gelenksvektoren, gut ableiten lässt. Die verbale Lokalisationsbeschreibung der neurovaskulären und neurolymphatischen Punkte wurde durch Zeichnungen ergänzt, die zur besseren Orientierung eine entsprechende Rippen- oder Wirbelnummerierung aufweisen. Die Probleme mit dem Muskeltest beim FMD-Anfänger haben sehr viel mit der mangelnden räumlichen Vorstellung der Muskelanatomie und Funktion sowie fehlenden biomechanischen Kenntnissen der Gelenke zu tun. Daher gibt es bei etlichen Muskeln mehrere Aufnahmen zu einer Testposition, die zum Verständnis der notwendigen Raumvektoren im Test beitragen sollen. Damit der „Muskeltestanfänger" in der Praxis klare Kommandos für den Patienten hat, wurden die praktikablen und für den Patienten verständlichen Anweisungen in Anführungszeichen gesetzt. Für den schwachen Untersucher bzw. den besonders starken Patienten wird bei den wichtigen großen Muskeln jeweils eine entsprechende Testposition in Wort und Bild beschrieben.

Um das Buch in dieser Form verfassen zu können, waren wichtige Wegbegleiter notwendig. Allen voran meine Lehrer Wolfgang Gerz, Hans Garten, David Leaf und Joe Shafer.

Folgende FMD-Dozenten haben wertvolle Hilfe bei der Entstehung dieses Buches geleistet: DDr. Margit Riedl-Hohenberger, Dr. Ulrich Angermaier, Dr. Eugen Burtscher, Dr. Harald Stossier, Dr. Anton Suntinger, Karl Kienle, Dr. Rudolf Meierhöfer, Dr. Werner Klöpfer und Dr. Sabine Vaugth-Vergothe.

Für etliche Tipps und Tapingtechniken bedanke ich mich bei meinem großen manuellen Lehrer David Leaf. Mein herzlicher Dank gilt Frau Roza Salzmann für die tolle Zusammenarbeit bei den vielen notwendigen Zeichnungen sowie den beiden geduldigen Models Denise Kolmanics und Herwig Natmeßnig. Inzwischen promovierte Denise Kolmanics zum Dr. med. univ. und stellte sich wiederrum als Model für die zweite Auflage zur Verfügung. Besonderer Dank gilt zudem Jost & Bayer für das Bildmaterial sowie dem Verlagshaus der Ärzte.

Zuletzt ein wichtiger Hinweis für den aufgrund der vielen übergeordneten Zusammenhänge zu Beginn oft verzweifelten FMD-Anfänger: Das Wichtigste ist und bleibt ein sauberer und reproduzierbarer Maximalkrafttest. „The art of muscletesting" – die Kunst des Muskeltests – ist auch für dich erlernbar, aber wie jede kunstvolle Fertigkeit mit viel Mühe und Schweiß verbunden! Durch ständiges Üben, Üben und nochmals Üben kommt das Gefühl für den richtigen Muskeltest nach George Goodheart. Eine erstaunliche Quote an verdeckten Diagnosen und deshalb viele wertschätzende Patienten sind der tägliche Dank dafür! Die Mühe lohnt sich zur individuellen Anwendung dieser wunderbaren Heilkunst!

Dr. Ivan Ramšak
Diplomate I.C.A.K.
FMD-Dozent

Liste der verwendeten Abkürzungen

ACG	Acromioclaviculargelenk	S	Sacralsegment
AP	Alarmpunkt des zugehörigen Meridianes/Organes	SCG	Sternoclaviculargelenk
		SCM	Sternocleidomastoideus
Bl	Blasen-Meridian	SCS	Strain-Counterstrain
BWS	Brustwirbelsäule	SIAS	Spina iliaca anterior superior
C	Halswirbelsäulensegment	SIG	Sacroiliacalgelenk = ISG
CH	Challenge	SIPS	Spina iliaca posterior superior
CMD	Craniomandibuläre Dysfunktion	SP	Sedierungspunkt bzw. Sedationspunkt
CTÜ	Cervikothorakaler Übergang	TFL	Tensor fasciae latae
DD	Differentiladiagnose	Th	Thoracalsegment
DIP	Distales Interphalangealgelenk	TLÜ	Thoracolumbaler Übergang
Di	Dickdarm-Meridian	TMJ	Temporomandibular joint = Kiefergelenk
3E	Dreifacher Erwärmer-Meridian		
Gb	Gallenblasen-Meridian	TP	Triggerpunkt
He	Herzmeridian	WE	Wirbelebene, auf welcher sich der Zustimmungspunkt befindet
HWS	Halswirbelsäule		
ICR	Intercostalraum	ZP	Zustimmungspunkt
ICV	Ileocöcal-Klappe, Übergang Dünndarm zum Dickdarm		
ISG	Ileosacralgelenk (Kreuzdarmbeingelenk) = SIG		
IVF	Intervertebrales Foramen		
KS	Kreislauf/Sexualität-Meridian		
KG	Konzeptionsgefäß-Meridian		
L	Lendenwirbelsäulensegment		
Le	Leber-Meridian		
LG	Lenkergefäß-Meridian		
Lig.	Ligamentum		
Lu	Lungen-Meridian		
LWS	Lendenwirbelsäule		
Ma	Magen-Meridian		
MCP	Metacarpophalangealgelenk		
MP	Milz/Pankreas-Meridian		
N.	Nervus		
Ni	Nieren-Meridian		
NL	Neurolymphatischer Reflexbereich		
NV	Neurovaskulärer Reflexbereich		
PMC	Pectoralis major clavicularis		
PIP	Proximales Interphalangealgelenk		
PMS	Pectoralis major sternalis		
Proc.	Proccesus		
QF	Querfingerbreite		

Abdominalmuskulatur

Ursprung – Ansatz
Vom Thorax und Becken.

Funktion
Sie verbindet den Ober- mit dem Unterkörper und ist für die Kraftübertragung in beide Richtungen verantwortlich. Eine kräftige Bauchmuskulatur schützt die Wirbelsäule vor Verletzungen und beugt Leistenbeschwerden vor. In allen Sportarten mit schnellen Richtungsänderungen ist eine gut ausgebildete Bauchmuskulatur besonders wichtig.

Rectus abdominis
Nähert bei gleichzeitiger Aktivierung Brustkorb und Symphyse an. Stabilisiert das Becken anterior. Fixiert zusammen mit dem M. obliquus abdominis die Baucheingeweide. Relaxiert in Inspiration und kontrahiert bei forcierter Exspiration. (Ist Gegenspieler vom Iliopsoas, der in Inspiration kontrahiert.)

Obliquus abdominis
Rotation und Seitneigung der WS bei unilateraler Aktion.

Funktionsverlust
Anteriore Kippung des Beckens. Bei betonter Schwäche der oberen Segmente Vorwölbung des Oberbauchs, bei Schwäche der unteren Segmente Vorwölbung des Unterbauchs.

Reaktive Muster
Kontralateraler Glutaeus medius, Nackenflexoren, Nackenextensoren.
Obere Segmente des Rectus abdominis können reaktiv sein zu den unteren Segmenten und umgekehrt. Dann ist die rasch aufeinanderfolgende Testung der verschiedenen Bauchmuskeletagen zu empfehlen.

Test
Prinzipiell ist in den nun beschriebenen Tests der Iliopsoas kaum zu isolieren. Daher soll der Untersucher seinen Oberkörper möglichst nahe an die Beine des Patienten bringen, um den Testvektor so steil wie möglich nach cranial zu

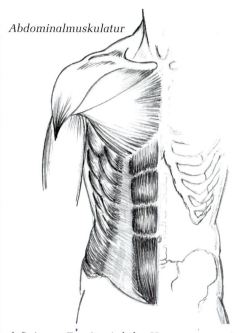

Abdominalmuskulatur

definieren. Damit wird der Ursprung vom Ansatz entfernt und der Psosaseinfluss minimiert. Bei Akutpatienten mit LWS-Beschwerden ist die Testung verboten. Daher wird die Palpati-

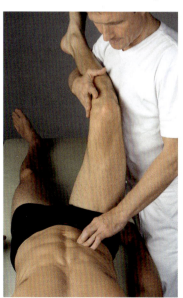

Indirekte Testung der Bauchmuskulatur mit Impression einer Etage. Lokale Muskelläsionen können mittels TL durch den Patienten und Indikatormuskeltest in dieser Lage untersucht werden.

on oder der indirekte Test über einen Indikatormuskel nach Impression der verdächtigen Bauchmuskelareale häufig angewendet.

Gerade Bauchmuskulatur: Im Langsitz mit gebeugten Knien zur verstärkten Lordosierung der LWS. Dir Arme werden vor dem Brustkorb gekreuzt. Die Hüftbeugung wird für den Test der unteren Rectusanteile verstärkt (90°–120°) und für die oberen Anteile mit ca. 45–80° eingestellt. Der Untersucher nimmt Kontakt über die gekreuzten Arme und stabilisiert mit der anderen Hand die Beine auf der Unterlage. Der Patient wird aufgefordert, „den Brustkorb zu den Knien" zu drücken.
Testvektor: geht bogenförmig schräg „nach oben und hinten" in Rumpfstreckung.

Schräge Bauchmuskulatur: Ausgangsposition wie oben, aber mit 45° Rumpfrotation. Kontakt an der ventralen Schulter und Stabilisation mit der anderen Hand die Beine in Kniehöhe auf der Unterlage. Der Patient drückt die ventrale „Schulter zum gegenüberliegenden Knie".
Testvektor: geht schräg bogenförmig „nach oben, außen" über die ventrale Schulter in Extension und Rotation.
Hierbei wird der Obliquus externus der ventralen Schulterseite und der Obliquus internus der dorsalen Schulterseite getestet.

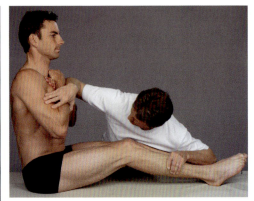

Test der mittleren Rectus-abdominis-Anteile

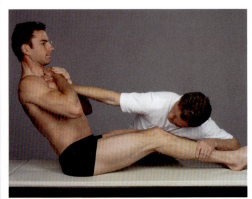

Test der oberen Rectus-abdominis-Anteile

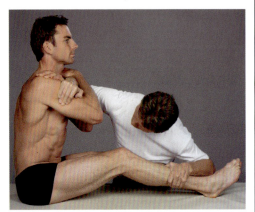

Test der unteren Rectus-abdominis-Anteile mit möglichst über 90°iger Hüftflexion, wobei die LWS-Lordose trotzdem eingehalten werden soll, um den Iliopsoas nicht zu stark werden zu lassen. Der Untersucher soll seinen Oberkörper möglichst nahe an die Unterschenkel des Patienten bringen, damit der Testvektor möglichst stark nach oben gehen kann. Wegen der häufigen Hamstringsverkürzung sollen die Knie gebeugt werden.

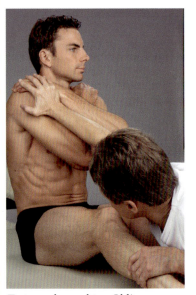

Testung des rechten Obliquus externus und linken Internus

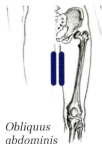

NL anterior

Obliquus abdominis

Rectus abdominis

NV

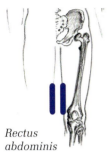

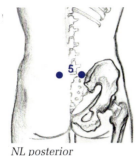

NL posterior

SP Dü 8

Diese Zone ist klinisch viel bedeutender als jene des Rectus femoris am Rippenrand. Die Druckschmerzhaftigkeit bei Palpation korreliert häufig mit einem entzündlichen bzw. dysbiotischen Dünndarm.

Nerv: Th5–12
NL: *Anterior:* Rectus abdominis: distales Drittel der Oberschenkelinnenseite
Obliquus abdominis: mittleres, oberes Drittel der Oberschenkelinnenseite
Posterior: zwischen L5 und SIPS
NV: Os parietale 4 cm cranial der Ohrspitze
Meridian: Dünndarm
SP: Dü 8
AP: KG 4
ZP: Bl 27 (SIG-Punkt)
Organ: Dünndarm
Nährstoffe: Darmmittel, CoQ10, Vitamin E

Bilaterale Schwäche des Rectus abdominis bei **Fixation der Sutura sagittalis**; meist in Kompression.

Schwächezeichen

Entlordosierung der LWS zur Iliopsoasrekrutierung; forcierte Expiration.

Tipp

- Der Patient soll keine Dorsalextension des Sprunggelenkes durch Kontraktion des Tibialis anterior und Extensor hallucis longus durchführen, weil dies den Iliopsoas als starken Synergisten aktiviert.
- Bewährt haben sich gezielte Infiltrationen mit getesteten Neuraltherapeutika zu den lädierten Muskelanteilen.
- Bei akuten Kreuzschmerzen nicht testen!

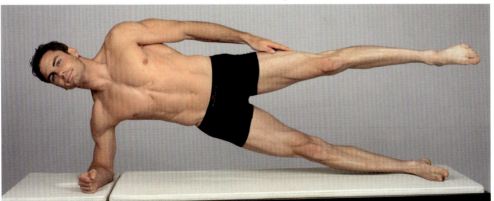

Diese Übung ist für die Kräftigung der schrägen und seitlichen Bauchmuskulatur mit den Hüftab- und -adduktoren besonders zu empfehlen. Ellbogen-, Fußaußenrandstand: Heben und Senken des gestreckten Beines. Die belastete Schulter und die Hüft-Becken-Region sollen während der Übung nicht absinken. 30 langsame Wiederholungen sind für Ballspielsportler gefordert.

Adduktoren

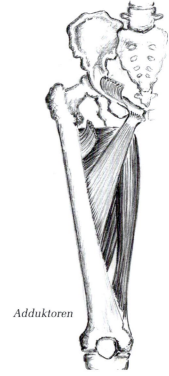

Adduktoren

Ursprung
Os pubis: Ramus superior, zwischen Symphyse und Foramen obturatorium.
Ramus inferior bis Tuber ischiadicum.

Ansatz
Trochanter minor entlang der Linea aspera bis zum Tuberculum adductorium.

Funktion
Adduktion im Hüftgelenk, Innenrotation im Hüftgelenk durch die anterioren Fasern des Magnus. Außenrotation im Hüftgelenk durch alle restlichen Adduktoren. Extension im Hüftgelenk durch posteriore Fasern des Magnus. Mediale Kniestabilisation.

Funktionsverlust
Im Stehen Abweichung des Beckens zur Gegenseite der Schwäche. Genu varus und breitbeiniger Gang.

Reaktive Muster
Tensor fasciae latae, Adductor brevis, Coccygeus, Pectineus und Iliococcygeus können reaktive Muster bilden. Eine spezielle Beziehung besteht zu den Handgelenksextensoren: Kontraktion der Adduktoren kann bei muskulären Störungen des Beckenbodens zu Schwäche der Handgelenksextensoren führen. CAVE: Tennisarm.

Test
Seitenlage des Patienten auf jener Seite der getesteten Adduktoren, weil sich in dieser Position sofort die manuelle (Tiefen-)Behandlung anbietet. A) Der Untersucher steht vor dem Patienten und legt das oben liegende, im Hüftgelenk 90° flektierte Bein auf seinen Oberschenkel, sodass der Patient es völlig entlasten kann. B) Der Untersucher steht hinter dem Patienten und legt das oben liegende, im Hüftgelenk 90° flektierte Bein auf dem Tisch ab. Das unten liegende, gestreckte Bein wird passiv in maximale Adduktionsposition gebracht. Der Patient versucht, diese Position zu halten. Die gestreckte Fixationshand liegt auf der Schulter. Weicher Kontakt distal des Kniegelenkes (bei Knieschmerzen proximal des Gelenkes). Durch leichte Hüftflexion und Innenrotation testen die ventralen Adduktoren (Pectineus ...), durch Hüftextension und Außenrotation mehr die dorsalen Adduktoren (magnusdorsaler Teil).
Der Patient drückt prinzipiell immer „nach oben gegen die Hand" in Adduktion.
Testvektor: geht „tischwärts" in Abduktion.

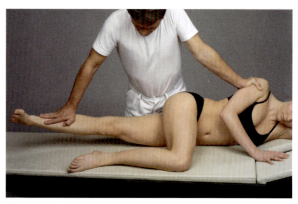

Test der ventralen Adduktorenanteile in verstärkter Hüftinnenrotation

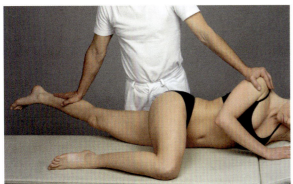

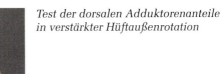
Test der dorsalen Adduktorenanteile in verstärkter Hüftaußenrotation

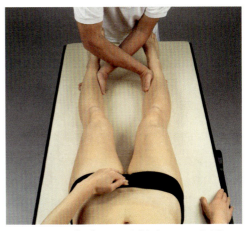
Gruppentest der langen Adduktoren mit TL zur Symphyse

Gruppentest bilateral für die kurzen Adduktoren

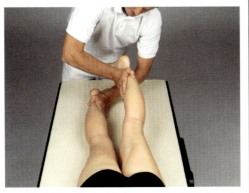

Test der dorsalen Adduktorenanteile in Bauchlage und Abstützung am gegenüberliegenden Bein

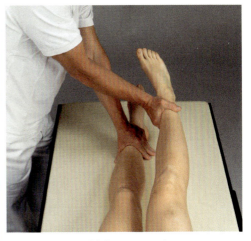

Die ventralen Adduktorenanteile von contralateral mit Abstützung am liegenden Bein. Der Patient drückt gegen den gestreckten Arm „nach innen und oben"!

NL anterior

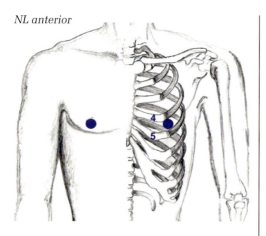

NL posterior

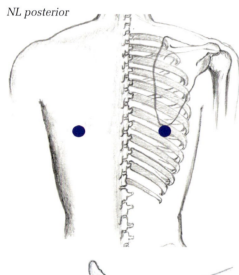

SP KS 7

NV

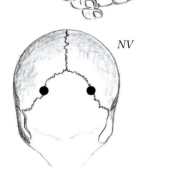

Schwächezeichen

Derotation im Beckenbereich zum Rekrutieren der starken Anteile.

Tipp:
- In den Adduktoren sind bei bilateraler SIG-Instabilität beidseitig TP zu finden. Eine sofortige Schmerzreduktion ist durch Approximation beider SIG mit einem Gurt zu erreichen.

Nerv: N. obturatorius L3, 4 (Longus, Brevis, Pectineus und Magnus cranialer Teil)
N. ischiadicus L4, 5, S1 (Magnus caudaler Teil)
NL: *Anterior:* Im Brustwarzenbereich
Posterior: Distal des caudalen Scapulawinkels
NV: In der Mitte der Sutura lambdoidalis
Meridian: KS
SP: KS 7
AP: KS 1, Ni 11
ZP: Bl 14 (**WE:** Th4)
Organ: Reproduktionsorgane
Nährstoffe/Heilmittel: Niacin, Zink, Vitamin E und Co-Faktoren der Steroidhormonsynthese

Bilaterale Schwäche bei **Symphyseninstabilität (typisch nach der Entbindung)**

Beckenboden

Pubococcygeus

Ursprung
Innenfläche des Os pubis.

Ansatz
Centrum tendineum perinei, Os coccygis und Sacrum.

Funktion
Hebt den Beckenboden und schützt die Eingeweide.

Funktionsverlust
Ejakulations- und Kohabitationsstörungen, generell alle Beschwerden nach einer Geburt, Inkontinenz und Organptosen.

Test
20° Hüftextension mit 45° Innenrotation und 90° Knieflexion. Stabilisationshand am gegenüberliegenden medialen Oberschenkel. Die Testhand umgreift von unten das Knie.
Der Patient drückt „zum anderen Knie" in Adduktion.
Testvektor: geht nach „außen" in Abduktion.

Alle nun folgenden Angaben gelten auch für Iliococcygeus und Coccygeus!

Tipp
- DD zur Adduktorenschwäche sind eine Probebehandlung und Nachtestung.
- Bei Schwäche hilft oft eine U/A-Technik und/oder die Stimulation der NL-Zonen.
- Die normale Adduktorenfunktion benötigt scheinbar einen intakten Beckenboden.
- Eine Palpation ist sowieso bei Verdacht auf eine Dysfunktion des Beckenbodens unerlässlich und liefert mindestens gleichwertige Informationen wie die Muskeltestung. Dabei sollten die Finger II–V bis nahe an die Metacarpalknochen im Beckenboden versinken und keinerlei muskuläre Abwehrspannung tastbar sein.

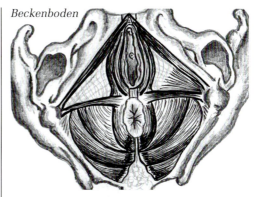

Beckenboden

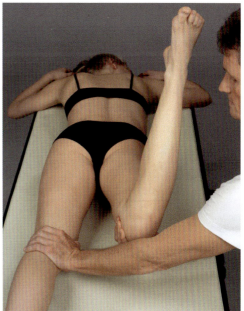

Test des Pubococcygeus

Nerv: Nn. Sacrales 3, 4
NL: *Anterior:* Proximales Drittel der Innenseite des Oberschenkels
Posterior: Querfortsatz L5
NV: Eminentia parietalis
Meridian: Dickdarm
SP: Di 2
Nährstoffe: Vitamin E, Darmmittel, CoQ10

NL anterior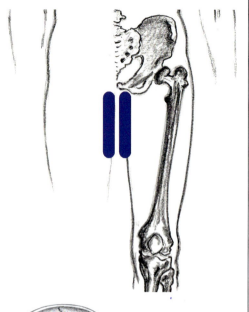

NL posterior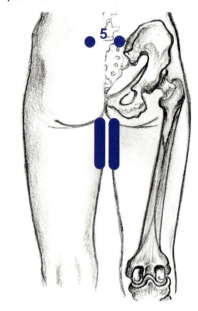

NV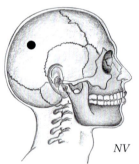

SP Di 2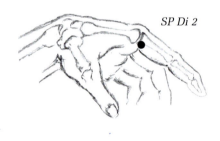

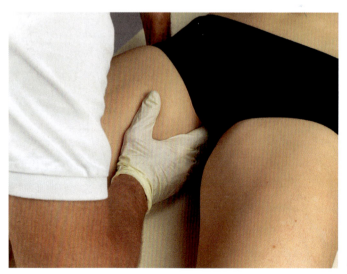

Palpation des Beckenbodens

Iliococcygeus

Ursprung
Innenfläche des Os pubis und ischii bis zur Spina ischiadica.

Ansatz
Os coccygis und Lig. anococcygeum.

Funktion
Hebt den Beckenboden und schützt die Eingeweide.

Funktionsverlust
Ejakulations- und Kohabitationsstörungen, generell Beschwerden nach einer Geburt, Inkontinenz und Organptosen.

Test
Maximale Hüftextension mit Neutralstellung bezüglich Rotation und 90° Knieflexion. Stabilisationshand am gegenüberliegenden medialen Oberschenkel. Die Testhand umgreift von unten das Knie.
Der Patient drückt „zum anderen Knie" in Adduktion.
Testvektor: geht nach „außen" in Abduktion.

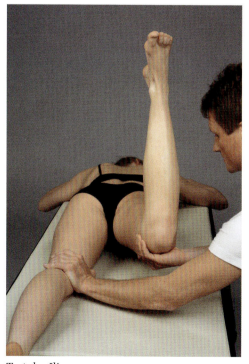

Test des Iliococcygeus

Coccygeus

Ursprung
Innenfläche der Spina ischiadica.

Ansatz
Innenfläche und caudal am Os sacrum und am Os coccygis.

Funktion
Hebt den Beckenboden und schützt die Eingeweide.

Funktionsverlust
Ejakulations- und Kohabitationsstörungen, generell Beschwerden nach einer Geburt, Inkontinenz und Organptosen.

Test
20° Hüftextension mit 45° Außenrotation und 90° Knieflexion. Stabilisationshand am gegenüberliegenden medialen Oberschenkel. Die Testhand umgreift von unten das Knie.
Der Patient drückt „zum anderen Knie" in Adduktion.
Testvektor: geht nach „außen" in Abduktion.

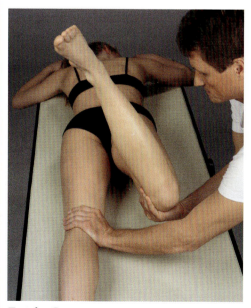

Test des Coccygeus

Bizeps

Ursprung
Kurzer Kopf: Processus coracoideus.
Langer Kopf: Tuberculum supraglenoidale scapulae.

Ansatz
Tuberositas radii und mit flächenhafter Ausstrahlung in die Unterarmfaszie.

Funktion
Schulter: Flexion und Abduktion;
Ellbogen: starke Flexion und Supination.
Die Sehne des langen Bizepskopfes ist wichtig für die Zentrierung des Caput humeri im Gelenk.

Funktionsverlust
Der Patient muss den Unterarm pronieren, um den Ellbogen zu beugen.

Reaktive Muster
Triceps bracchii und oberer Trapezius.

Test
Kurzer und langer Kopf: 80–90° Ellbogenflexion, vollständige Supination. Weicher Kontakt am distalen Unterarm. Patient drückt „nach oben", in Flexion.
Testvektor: geht nach „unten", in Extension.

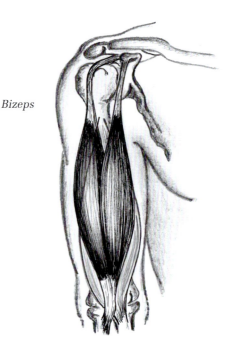

Bizeps

Langer Kopf: 45° Anteflexion und 20° Abduktion in der Schulter, vollständige Supination und so starke Flexion des Ellbogens, dass der Unterarm senkrecht nach oben steht. Der Patient drückt weiter nach „oben", nach cranial.
Testvektor: geht über die Faust nach caudal.

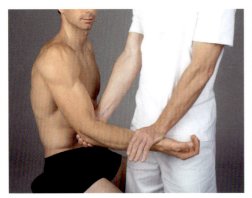

Test des Biceps humeri kurzer Kopf

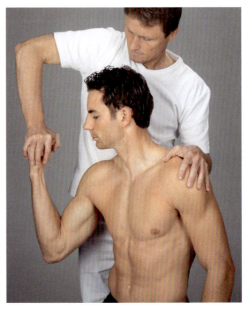

Test des Biceps humeri langer Kopf

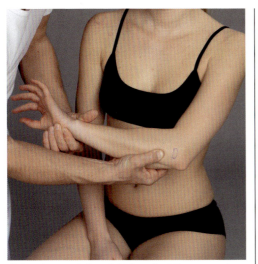

Palpation und Querfriktion des Bizepsansatzes an der Tuberositas tibiae, die in maximaler Pronation etwa eine Daumenbreite distal des Caput radii (angezeichnet) zu tasten ist.

Tipp
- Spontanschmerzen über dem Sulcus bicipitalis sind häufig die schmerzhafte anteriore NL-Zone der Iliocoecalklappe (ICV).
- Wurfsportler haben oft reaktive Muster zum Triceps brachii und Golgi-Sehnenspindelverletzungen.

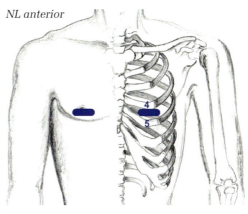

NL anterior

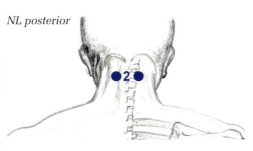

NL posterior

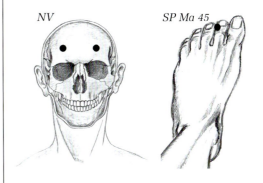

NV   *SP Ma 45*

Nerv: N. musculocutaneus C5, 6
NL: *Anterior:* Im 4. ICR Medioclavicularlinie.
  Posterior: Über Lamina von C2
NV: Eminentia frontalis
Meridian: Magen
SP: Ma 45
AP: KG 12
ZP: Bl 21 (**WE:** Th12)
Organ: Magen

Nährstoffe/Heilmittel: Säure-Basenhaushalt, Betain-HCL, Zink, B-Komplex

Coracobrachialis

Ursprung
Processus coracoideus der Scapula.

Ansatz
Medial am Humerus in Verlängerung der Crista tuberculi minoris.

Funktion
Flexion, Abduktion und Außenrotation des Oberarmes.

Funktionsverlust
Schwierigkeiten beim Kämmen.

Test
Schulter: 90° Abduktion, 90° Flexion und vollständige Außenrotation. Maximale Flexion des Ellbogens. Der Untersucher steht seitlich vom Patienten und nimmt flächig Kontakt durch Umgreifen des Ellbogens. Der Patient drückt „den Ellbogen zur Nase" weiter in Flexion/Adduktion.

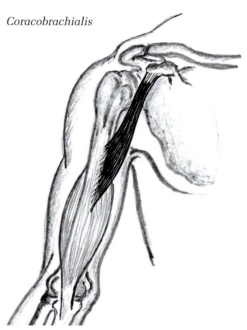

Coracobrachialis

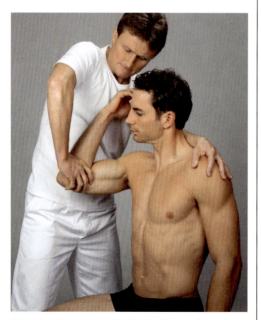

Test des Coracobrachialis im Sitzen. Fixation der gegenüberliegenden Schulter.

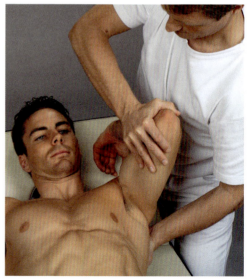

Test des Coracobrachialis im Liegen. Fixation am Schulterblatt.

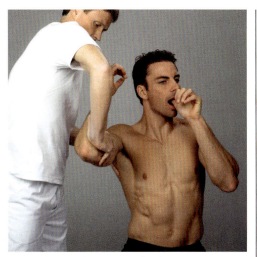

Coracobrachialistest mit gleichzeitiger TL zur Sutura cruciata

Testvektor: geht bogenförmig „nach unten leicht nach außen" nach caudal und leicht lateral.

Schwächezeichen

Innenrotation des Oberarmes und Extension des Ellbogens, um den Bizeps zu rekrutieren.

Tipp:
- Bei Verkürzung behindert er den Schürzengriff und der Patient erreicht nicht das gegenüberliegende Ohr. Schwierigkeiten beim Kämmen lassen zuerst an den Coracobrachialis denken.

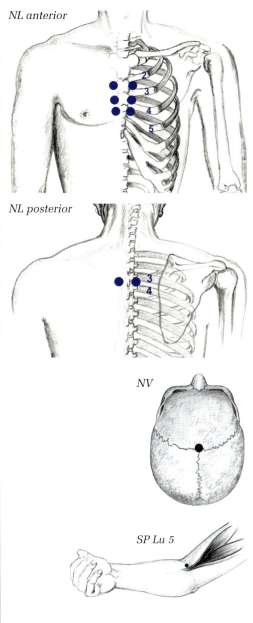

> **Nerv:** N. musculocutaneus C5, 6, 7
> **NL:** *Anterior:* 2. 3. 4. ICR parasternal
> *Posterior:* zwischen Querfortsätze Th3–4
> **NV:** Bregma
> **Meridian:** Lunge
> **SP:** Lu 5
> **AP:** Lu 1
> **ZP:** Bl 13 (**WE:** Th3)
> **Organ:** Lunge
> **Heilmittel/Nährstoffe:** Vitamin C, Wasser und Betakarotin
>
> **Bilaterale Schwäche** ist laut Schroeder einer Läsion der **Sutura cruciata**, einem wichtigen craniomandibulären Problem, zuzuordnen.

Deltoideus

Ursprung

Pars anterior: Laterales Claviculadrittel.
Pars medialis: Acromium.
Pars posterior: laterale Hälfte der Spina scapulae.

Ansatz

Tuberositas deltoidea humeri.

Funktion

Pars anterior: Abduktion, Flexion und Innenrotation bei außenrotiertem Arm. Die caudalen Fasern machen eine Adduktion bis 45° Abduktionswinkel. Pars medialis: Abduktion. Pars posterior: Extension, Abduktion und Außenrotation.

Test

Pars medialis: 90° reine Abduktion in der Schulter und 90° Flexion im Ellbogen. Die Stabilisationshand fixiert bei allen Sitzendtestungen die gegenüberliegende Schulter. Weicher

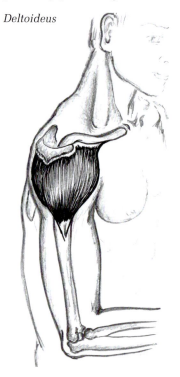

Deltoideus

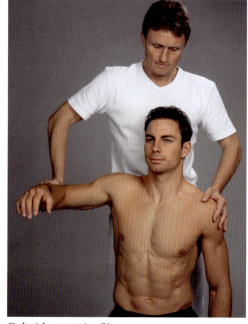

Deltoideustest im Sitzen

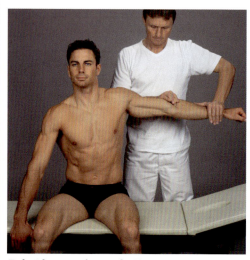

Deltoideustest für starke Patienten im Sitzen mit langem „Hebel" und gleichzeitiger TL zum Sedierungspunkt Lu 5

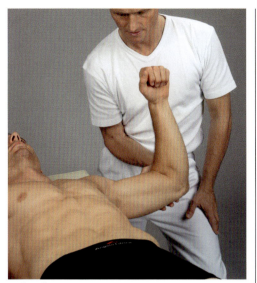

Deltoideustest im Liegen

Kontakt flächig über dem Ellbogengelenk. Patient drückt nach „oben" cranial.
Testvektor: geht bogenförmig nach caudal.

Pars anterior: Dieselbe Ausgangstestposition, zusätzlich leichte Anteversion und 45° Außenrotation der Schulter. Der vorne stehende Untersucher berührt mit seinem Unterarm jenes des Patienten und nimmt weichen Kontakt oberhalb des Ellbogens. Der Patient drückt nach

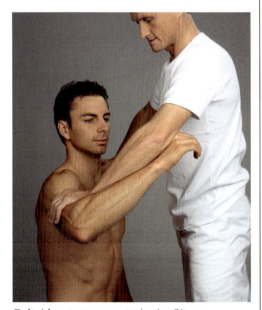

Deltoideustest pars anterior im Sitzen

„vorne, oben" in Abduktion mit einer Flexionskomponente in Richtung des Unterarmes.
Testvektor: geht schräg nach caudal und dorsal in Richtung des Unterarmes.

Pars posterior: Zusätzlich zur Testausgangsposition für die Pas medialis kommt eine leichte Retroversion und 45° Innenrotation. Der hinten stehende Untersucher nimmt weichen Kontakt über dem Olecranon. Der Patient drückt weiter „nach oben, hinten" in Abduktion mit einer Extensionskomponente.
Testvektor: geht schräg nach caudal und anterior in Richtung des Unterarmes.

Als Schwächezeichen für alle Deltoideusanteile gilt:

Lateralflexion des Oberkörpers weg von der Testseite und verstärkte Ellbogenflexion. Der Patient rekrutiert durch Änderung der Oberarmrotation andere Muskeln. Dies kann durch den Unterarmkontakt leicht bemerkt werden.

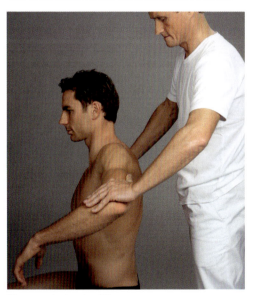

Pars posterior im Sitzen

Tipp
- Die häufige beidseitige Schwäche der Pars posterior ist auf Fascienprobleme der verkürzten Pectorales zurückzuführen.
- Denke bei einseitiger Schwäche der Pars posterior zuerst an ein reaktives Muster zur Pars anterior. Die Deltoideusanteile stabilisieren muskulär des Acromioclavucelargelenkes (ACG), weshalb deren Behandlung bei ACG-Läsionen Priorität hat. Eine unvollständig

ausgeheilte ACG-Verletzung führt zur Schwächung der Pars posterior. Eine manuelle Approximationshilfe (Kompression) des ACG bessert sofort die Kraft der schwachen Muskelanteile.

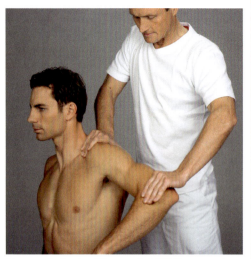

Pars posterior im Sitzen mit ACG-Kompression

- Kräftigungsübung für die Pars posterior: Der Patient abduziert bis knapp unterhalb der Schmerzgrenze, Innenrotation in der Schulter bis 45°. Die Handfläche wird gegen einen Widerstand (Wand) fixiert; während die andere Hand das ACG komprimiert, steigert der Patient den Druck langsam und isometrisch über einen Atemzyklus. Wichtig ist dabei keine Schmerzauslösung und sinusartige Drucksteigerung! Die ACG-Approximation kann auch mit Tape erfolgen.
- Die häufig übersehenen Ursprungs-/Ansatzläsionen und (Impf-)Narben in diesem Bereich sollen nicht vergessen werden.
- Der Deltoideus gilt als Kennmuskel für Störungen im Segment C4/C5. Bei Diskusproblemen in diesem Segment empfiehlt sich die Deltoideustestung zuerst in Traktion und danach unter Kompression der HWS, um bei Kraftänderung sofort die therapeutische Richtung zu kennen.
- Die Testhand soll keine Schmerzen am Ellbogen (Epicondylitis humeroradialis) und keine TL zum Sedationspunkt Lu 5 machen.

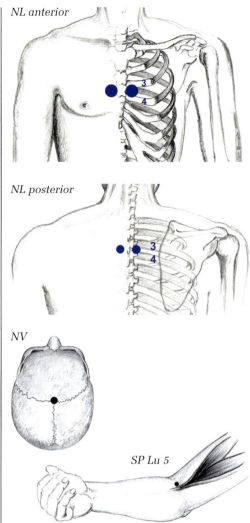

Nerv: N. axillaris, C4, 5, 6
NL: *Anterior:* 3. ICR parasternal
Posterior: zwischen den Querfortsätzen Th3 und 4
NV: Bregma
Meridian: Lunge
SP: Lu 5
AP: Lu 1
ZP: Bl 13 **(WE:** Th3)
Organ: Lunge
Nährstoffe: Vitamin C, Wasser, Betakarotin

Bilaterale Schwäche der Pars medialis weist auf eine **Fixation im CTÜ** hin.

Diaphragma

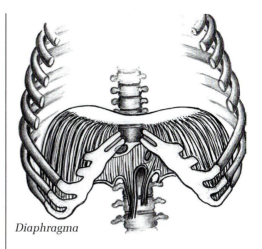

Diaphragma

Ursprung
Innenseite des Processus xiphoideus, untere sechs Rippenknorpel, mit dem Crus dextrum von den LWK 1–4 rechts und dem Crus sinistrum von den LWK 1–3 links, von den Ligg. arcuata mediale und laterale. Topografische Ausdehnung zwischen Th9 und Th12 und ventral in Höhe des 5. ICR.

Ansatz
Das sehnige Centrum tendineum in der Mitte.

Funktion
Es ist der wichtigste Atemmuskel mit überwiegend aerobem Stoffwechsel und einem Bewegungsumfang von ca. 24.000-mal pro Tag. In der Einatmung kommt es zur Anspannung mit Abflachung des Centrum tendineums. Der intrathorakale Druck nimmt ab und der Abdominaldruck zu. Die Ausatmung ist ein passiver Vorgang mit Entspannung des Zwerchfells. Wichtige Pumpfunktion für den Lymph- und Bluttransport. Beide Crura sind für den Cardiaverschluss mitverantwortlich.

Schwächezeichen
Verminderter Atemstoßtest, eingeschränkte Vitalkapazität, verminderte Thoraxexkursion auf der betroffenen Seite, verminderte Atemanhaltezeit, ständiges Gähnen, Schmerzen bei forcierter Inspiration und evtl. posttraumatisches Atemproblem.

Reaktive Muster
Mit dem Psoas.

Test
Es gibt keinen direkten Test, nur indirekte Zugänge.
Snider's-Test: Der Patient soll eine 15 cm vom Mund entfernte Kerzenflamme mit weit offenem Mund ausblasen können – bei Normalfunktion.

Die folgenden Zugänge sind in der täglichen Praxis relevanter:
Die TL direkt unter dem Xyphoid *und Indikatormuskeltest* können positiv sein oder werden durch einen zusätzlichen *Atemchallenge*, nach einigen forcierten Atemzügen, positiv (Bild).

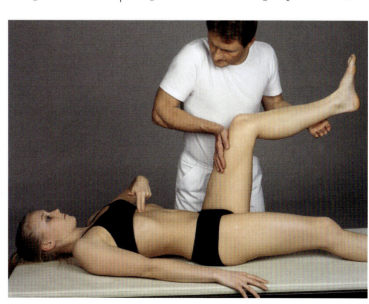

TL zum Xiphoid mit Indikatormuskeltest

Palpatorische eingeschränkte Thoraxexkursion auf der Läsionsseite im Seitenvergleich.

Positiver dynamischer Challenge durch Zug am Rippenbogen nach craniolateral und Indikatormuskelreaktion.

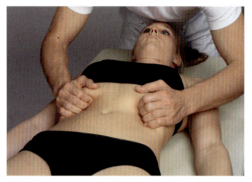

Challenge am Rippenbogen nach craniolateral

Tipps
- Einseitig eingeschränkte Rippenbeweglichkeit und stärker innenrotiertes Bein auf Seiten des Psoashypertonus.
- Ursachen: Subluxationen und Fixationen der mittleren HWS, BWS, LWS und im thoracolumbalen Übergang; Subluxationen und Fixationen der unteren Rippen und der BWS, Folsäure-, Eisen-, Vit.-B_{12}- und Vit.-F-Mangel.
- Viszerale Störungen, wie eingeschränkte Lebermotilität und Refluxösophagitis.
- Das Diaphragma hat eine wichtige Rolle in der Balancierung der Meridiane.
- In der Sportmedizin ist die aerobe Ausdauerfähigkeit und damit die optimale Diaphragmafunktion sehr wichtig.

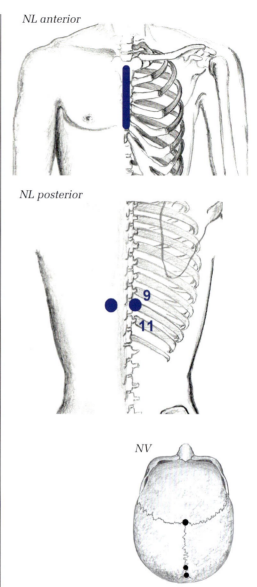

Nerv: Motorisch: N. phrenicus C3, 4, 5
Nur sensibel: Nn. intercostales Th6–12
NL: *Anterior:* gesamtes Sternum, wenn positiv sehr schmerzhaft!
Posterior: Höhe 10. Rippe 2 QF paravertebral.
NV: Drei Stellen über der Sutura sagittalis, die bei Störungen druckschmerzhaft sind. Die NV-Punkte sind am Bregma, daumenbreit cranial vom Lambda und am Lambda.
Meridian: Konzeptionsgefäß – KG

Extensor carpi radialis

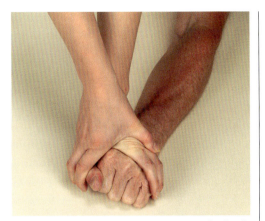

Bei sehr muskelkräftigen Patienten ist der beidhändige Test mit aufgelegtem Unterarm auf einer weichen Tischunterlage zu bevorzugen.

An dieser Stelle werden die beiden im Test nicht zu isolierenden Muskeln **Extensor carpi radialis longus und brevis** zusammen beschrieben.

Ursprung
Epicondylus lateralis humeri und Septum intermusculare.

Ansatz
Dorsal in der Basis des Metacarpale II *(longus)* und III *(brevis)*.

Funktion
Radialabduktion und Handextension.

Funktionsverlust
Leichte Ulnarabweichung und Kraftminderung der Handextension.

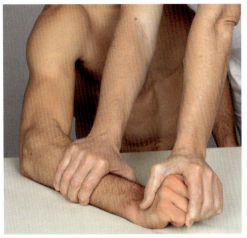

Test des Extensor carpi radialis

Test
Faustschluss, unvollständige Pronation sowie vollständige Extension und Radialabduktion der Hand. Die Stabilisationshand fixiert den Unterarm. Die Testhand nimmt weichen Kontakt dorsal über dem Metacarpale II; Der Patient drückt „nach oben, innen" in Extension und Radialabduktion.
Testvektor: geht in Richtung Flexion und Ulnarabduktion.

Tipp
- Wichtiger Testmuskel bei Verdacht auf Kompression des N. radialis **proximal** des Ellbogengelenkes.

Nerval: N. radialis C6, 7, 8

Extensor carpi radialis longus et brevis

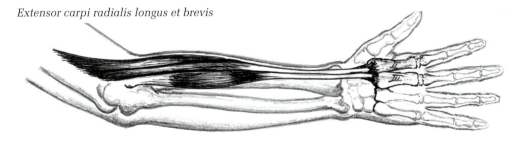

Extensor carpi ulnaris

Ursprung
Epicondylus lateralis humeri.

Ansatz
Metacarpale IV und V.

Funktion
Handextension und Ulnarabduktion.

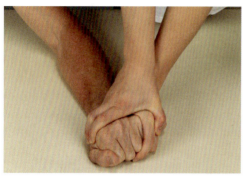

Bei sehr muskelkräftigen Patienten ist der beidhändige Test mit aufgelegtem Unterarm auf einer weichen Tischunterlage zu bevorzugen.

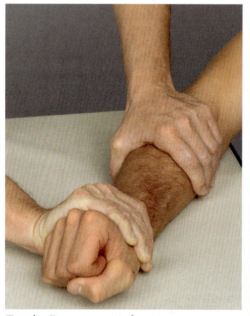

Test des Extensor carpi ulnaris

Test
Unterarm in vollständiger Pronation, Faustschluss und maximale Extension mit Ulnarabduktion im Handgelenk. Stabilisation distal am Unterarm.
Die Testhand mit weichem Kontakt von dorsal am Metacarpale IV und V. Der Patient drückt „nach außen, oben" in Extension und Ulnarabduktion.
Testvektor: geht in Richtung Flexion und Radialabduktion.

Tipp
- Ein wichtiger Testmuskel bei Verdacht auf N.-radialis-Kompression im **Supinatorschlitz**. Dabei testet er schwach, wenn zugleich der Supinator angespannt wird.

Nerval: N. radialis C6, 7, 8

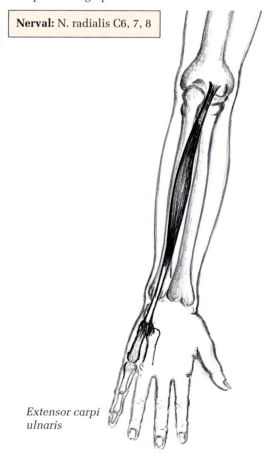

Extensor carpi ulnaris

Extensor hallucis longus

Ursprung
Fascia medialis fibulae und Membrana interossea.

Ansatz
Endphalanxbasis der Großzehe.

Funktion
Extension des Fußes und Extension der Großzehengelenke.

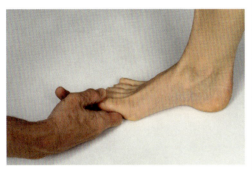

Durch das Unterlegen der proximalen Phalanx mittels Zeigefinger lässt sich der Muskel mit dem Daumen sehr sensibel testen.

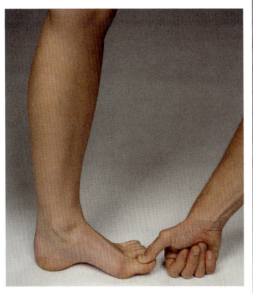

Extensor hallucis longus mit Gewichtsbelastung

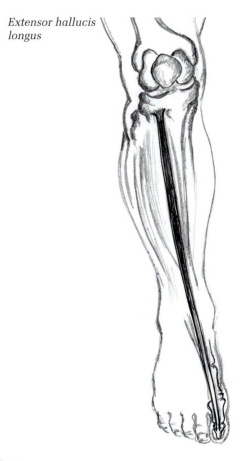

Extensor hallucis longus

Test
Maximale Extension der Großzehe. Weicher Kontakt dorsal an der Endphalanx; der Patient drückt „Zehe nach oben" in Extension.
Testvektor: geht in Flexion.

Tipp
- Dieser Muskel entspringt von beiden Unterschenkelknochen und verläuft nahe der Syndesmose. Daher ist er ein idealer Indikatormuskel für die Beurteilung von Läsionen der tibiofibularen Syndesmose.

Nerval: N. peroneus profundus L4–S2

Flexor carpi radialis

Ursprung
Vom Epicondylus medialis humeri und dem Septum intermusculare.

Ansatz
Metacarpal-Basis II und III.

Funktion
Flexion und Radialabduktion der Hand. Hilft bei Pronation.

Funktionsverlust
Leichte Ulnardeviation und verminderte Flexionskraft der Hand.

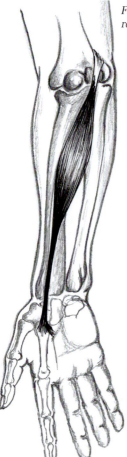

Flexor carpi radialis

Nerv: N. medianus C6, 7

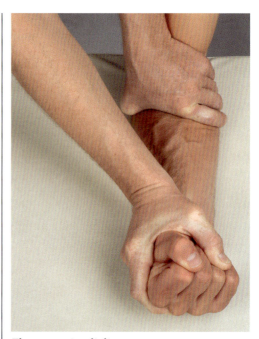

Flexor carpi radialis

Test
Maximale Handflexion und Radialabduktion sowie unvollständige Supinationsstellung und Faustschluss. Stabilisationshand nimmt weichen Kontakt am Unterarm. Die Testhand nimmt Kontakt über der palmaren Fläche des Daumens und der Thenarmuskulatur. Der Patient drückt in Flexion und Radialabduktion.
Testvektor: geht in Richtung Extension und Ulnarabduktion des Handgelenkes.
Bei sehr muskelkräftigen Patienten ist der beidhändige Test mit aufgelegtem Unterarm auf einer weichen Tischunterlage zu bevorzugen – allerdings wie beim beidhändigen Test des Flexor carpi ulnaris auf der nächsten Seite mit dem Testvektor in Extension und leichter Ulnarabduktion.

Tipp
- Ein wichtiger Testmuskel bei fraglicher Kompression des N. medianus oberhalb des Handgelenkes und distal des Pronator teres.

Flexor carpi ulnaris

Ursprung
Humeraler Kopf: Epicondylus medialis.
Ulnarer Kopf: Olecranon, proximales Drittel der posterioren Ulnarfläche und Septum intermusculare.

Ansatz
Os pisiforme, hamatum und Metacarpal-Basis V.

Funktion
Flexion und Ulnarabduktion der Hand.

Funktionsverlust
Radialdeviation und Kraftverlust bei Handflexion.

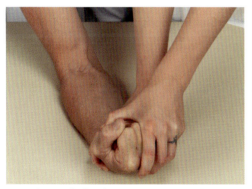

Bei sehr muskelkräftigen Patienten ist der beidhändige Test mit aufgelegtem Unterarm auf einer weichen Tischunterlage zu bevorzugen.

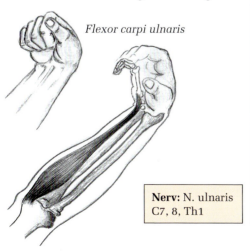

Flexor carpi ulnaris

Nerv: N. ulnaris
C7, 8, Th1

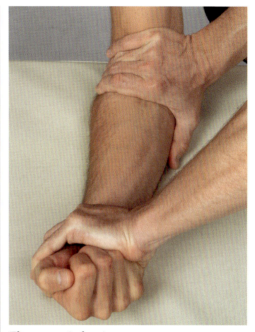

Flexor carpi ulnaris

Test
Maximale Handflexion und Ulnarabduktion mit Faustschluss. Stabilisation am Unterarm. Die Testhand nimmt weichen Kontakt über dem Hypothenar von palmar. Der Patient drückt in Flexion und Ulnarabduktion.
Testvektor: geht in Extension und Radialabduktion.

Tipp
- Wichtiger Kennmuskel beim **Sulcus ulnaris Syndrom,** da die Innervation nach dem Sulcus-ulnaris-Durchtritt erfolgt.
- Bei den **Thoracic-outlet-Syndromen,** wie Costoclavicular-, Scalenuslücken-Syndrom, wird zuerst das caudalste Nervenbündel des N. ulnaris bedrängt. Deshalb ist der Flexor carpi ulnaris in definierten Provokationspositionen der ideale Testmuskel für diese Verdachtsdiagnosen.
- Schwächt bereits bei geringer Nervenbedrängung ab.

Flexor digiti minimi

Ursprung
Hamulus ossis hamati und Retinaculum flexorum.

Ansatz
Proximale Kleinfingerphalanxbasis.

Funktion
Flexion des MCP-Gelenkes V, zieht den kleinen Finger in Opposition.

Test
Flexion des MCP-Gelenkes sowie Extension der Interphalangealgelenke, weicher Kontakt palmarseitig über der proximalen Kleinfingerphalanx. Der Patient „zieht den Kleinfinger zu sich", in Flexion des MCP-Gelenkes V. Testvektor: geht in Extension.

Tipp
- Wichtiger Testmuskel für die Beurteilung einer Bedrängung des Ramus profundus nervi ulnaris beim Ulnartunnel-Syndrom.

Nerv: N. ulnaris C8, Th1

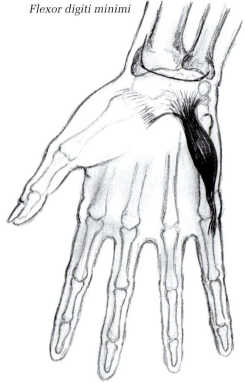

Flexor digiti minimi

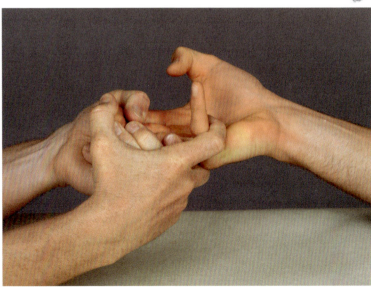

Flexor digiti minimi

Flexor digitorum profundus

Ursprung
Proximale drei Viertel der medialen Ulnafläche, der Membrana interossea und der Fascia antebrachii.

Ansatz
Ventral an der Basis der Fingerendglieder II–V.

Funkion
Flexion in den Hand- und Fingergelenken.

Funkionsverlust
Schwierigkeiten beim Aufheben kleiner Gegenstände.

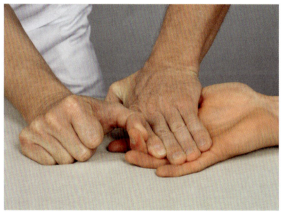

Flexor digitorum profundus mit aufliegendem Handrücken

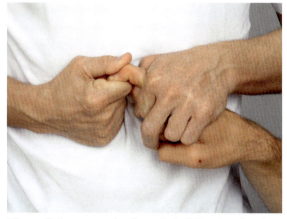

Flexor digitorum profundus mit Stabilisation durch nahezu vollständigen Faustschluss

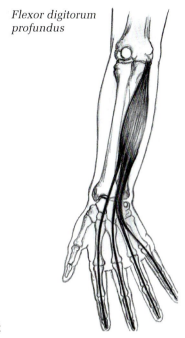

Flexor digitorum profundus

Test
Die Sehnenanteile werden nacheinander einzeln getestet. Hier folgt als Beispiel die Sehnenfunktion des Mittelfingers. Extension der MCP- und der PIP-Gelenkes III. Flexion des DIP-Gelenkes II–V. Die Stabilisationshand umfasst mit weichem Kontakt die Proximal- und Mittelphalanx und fixiert dabei die Extension im PIP- und MCP-Gelenk III. Die Testhand nimmt weichen Kontakt von ventral an der Endphalanx; Patient drückt in Flexion des DIP-Gelenkes.
Testvektor: geht in Richtung Extension des DIP-Gelenkes.

Tipp
- Wichtiger Testmuskel bei Verdacht auf Nervenbedrängung des N. medianus.

Nerv: N. medianus C6, 7 – II. und III. Finger
N. ulnaris C7, 8, Th1 – IV. und V. Finger

Flexor digitorum superficialis

Ursprung
Humeraler Kopf: Epicondylus medialis, Ligamentum collaterale ulnare und Fascia antebrachii.
Ulnarer Kopf: Processus coronoideus ulnae.
Radialer Kopf: Linea obliqua radii.

Ansatz
Mittelphalanxbasis der Finger II bis V mit gespaltener Sehne.

Funktion
Hauptsächlich Flexion der proximalen Interphalangealgelenke II–V und hilft bei der Handflexion.

Funkionsverlust
Auffallend schwacher Händedruck.

Testposition
Die einzelnen Sehnenanteile werden isoliert nacheinander getestet. Beispielhaft erfolgt die Testung des Mittelfingers:
Flexion des PIP-Gelenkes III.
Extension des DIP-Gelenkes III. Die Stabilisationshand fixiert mit weichem Kontakt das MCP-Gelenk III in Extension. Die Testhand nimmt weichen Kontakt in fixierter Extensionsstellung des DIP-Gelenkes III. Der Patient drückt in Flexion des PIP-Gelenkes III.
Testdruck: geht in Richtung Extension im PIP-Gelenk III.

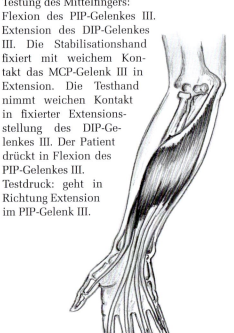

Flexor digitorum superficialis

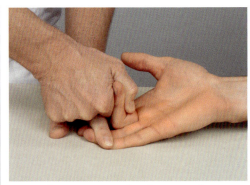

Flexor digitorum superficialis mit aufliegendem Handrücken

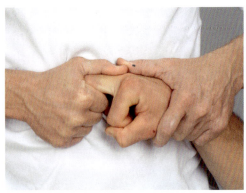

Flexor digitorum profundus mit Stabilisation der Hand

Tipp
- Die Nervenversorgung erfolgt nach dem Pronator-teres-Durchtritt und proximal vom Carpaltunnel.
- Wichtiger Testmuskel für alle Differentialdiagnosen bezüglich einer N.-medianus-Bedrängung.

Nerv: N. medianus C6, 7

Flexor hallucis brevis

Ursprung
Plantar vom Os cuboideum und cuneiforme laterale.

Ansatz
Mediale und laterale Fläche der Basis der proximalen Großzehenphalanx.

Funktion
Flexion der proximalen Großzehenphalanx.

Funktionsverlust
Großzehenextension während des Abrollens in der Gangphase.

Test
a) *In liegender Neutralposition:* Flexion der proximalen Großzehenphalanx. Stabilisation des Metatarsale I dorsal. Dadurch wird die distale Phalanx in Extension fixiert. Die Testhand nimmt weichen Kontakt zur proximalen Phalanx von plantar und dorsal. Der Patient drückt in Flexion. Testvektor geht in Extension der proximalen Phalanx.

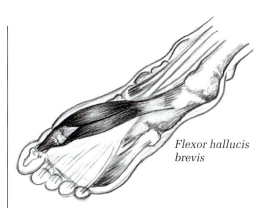

Flexor hallucis brevis

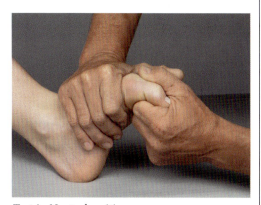

Test in Neutralposition

b) *In stehender Position:* Der Zeigefinger des Therapeuten wird von plantar unter die proximale Phalanx gelegt. Der Patient drückt „zum Boden", in Großzehenflexion.
Testvektor: geht in Extension der proximalen Phalanx.

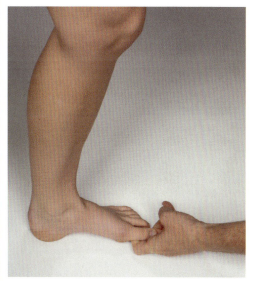

Flexor hallucis brevis mit Gewichtsbelastung

Tipp
- Wichtiger Testmuskel beim *Tarsaltunnelsyndrom,* weil seine Innervation distal vom Tarsaltunnel erfolgt, testet dieser Muskel beim Kompressionssyndrom des N. plantaris im Tarsaltunnel schwach.

Nerv: N. plantaris L5, S1

Flexor hallucis longus

Ursprung
Dorsale Fläche der distalen zwei Drittel der Fibula, Septum intermusculare und Membrana interossea.

Ansatz
Basis der Großzehen-Endphalanx plantar.

Funktion
Flexion der distalen Phalanx. Hilft bei Plantarflexion und Supination des Vorfußes.

Funktionsverlust
Zehenstreckung beim Gehen. Hammerzehenbildung bei chronischer Schwäche. Vorfußinstabilität in der mittleren Gangphase.

Test
a) *In liegender Position:*
Stabilisation der proximalen Phalanx. Weicher Kontakt von plantar und dorsal an der Endphalanx. Der Patient drückt die Endphalanx in Flexion.
Testvektor: geht in Extension der Endphalanx.

b) *In stehender Position:*
Der Therapeut legt seinen Daumen unter die Endphalanx. Der Patient „drückt zum Boden", flektiert die Großzehe. Testvektor geht in Extension der Endphalanx.

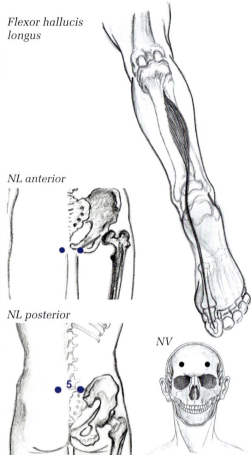

Flexor hallucis longus

NL anterior

NL posterior

NV

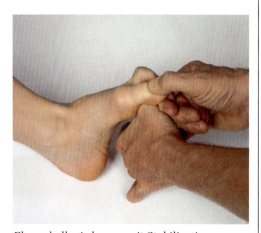

Flexor hallucis longus mit Stabilisation

Tipp
- Wichtig zu testen beim *Tarsaltunnelsyndrom*, weil die Innervation oberhalb des Tarsaltunnels abgeht.
- Eine Schwäche dieses Muskels findet man oft gemeinsam mit einer Schwäche des Tibialis posterior aufgrund einer *Navicularecaudal-Position*.

Nerv: N. tibialis L5, S 1,2
NL: *Anterior:* Ramus inferior ossis pubis lateral der Symphyse
Posterior: zwischen SIPS und Processus spinosus L5
NV: Eminentia frontalis

Gluteus maximus

Ursprung
Posteriore Außenfläche des Iliums, Faszia thoracolumbalis, Seitenrand des Sacrums, Coccygeum und Ligamentum sacrotuberale.

Ansatz
Tuberositas glutea und Linea aspera des Femurs, Tractus iliotibialis der Fascia lata.

Funktion
Extension und Außenrotation des Femurs, Aufrichten des Beckens. Stabilisiert das Ilium nach posterior, laterale Kniestabilisierung.

Funktionsverlust
Sichtbare Atrophie. Schwierigkeiten beim Aufstehen vom Sitzen.
Anteriore Iliumrotation mit hoher Hüfte, laterale Knieinstabilität.

Reaktive Muster
Sacrospinalis, Pectoralis major clavicularis (PMC).

Test
Bauchlage des Patienten, das 90° im Knie gebeugte Bein wird passiv in maximale Extension gebracht. Der Patient übernimmt nun das Gewicht des Beines und drückt weiter in Extension. Der Untersucher nimmt weichen Kontakt knapp oberhalb der Kniekehle und die Stabilisationshand auf das gegenüberliegende Schulterblatt oder zur gleichseitigen Tischkante. In der Testausgangsposition ist eine Nachjustierung des Unterschenkels auf genau 90° Knieflexion notwendig (Unterschenkel parallel zum Unterarm der Testhand). Sonst neigt der Patient zu Krämpfen in den mitkontrahierenden Hamstrings. Der Patient drückt „nach oben zur Decke" in Hüftextension. Testvektor: geht „zum Tisch" in Hüftflexion.

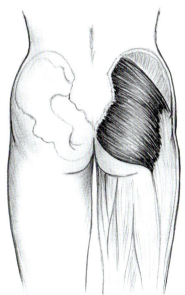

Gluteus maximus

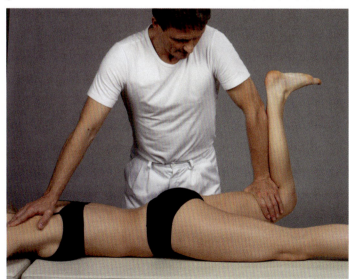

Gluteustest mit Abstützung am gegenüberliegenden Schulterblatt

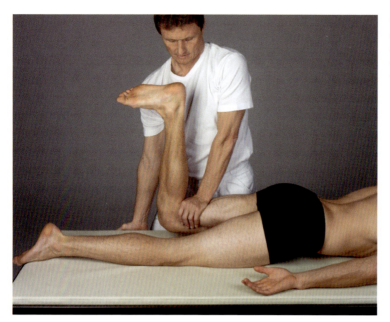

Gluteustest für starke Patienten und Abstützung an der Tischkante mit gestreckten Armen

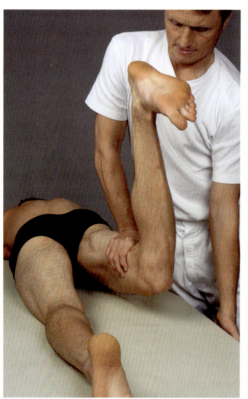

Gluteustest für starke Patienten und Abstützung an der Tischkante mit gestrecktem Fixationsarm

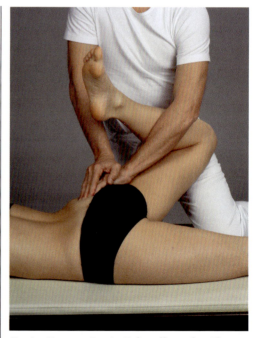

Strain-Counter-Strain-Behandlung des Gluteus maximus

Tipp:
- Der Patient soll auch keine Spitzfußposition durch Anspannung des Triceps surae einnehmen, denn sonst kann über die Aktivierung der gesamten Streckerkette ein schwacher Gluteus maximus fälschlich stark testen.
- Die einseitige Schwäche führt zur Ilium-anterior-Position und mangelnder SIG-Stabilisierung.
- Bei Fixationen oder Subluxationen der SIG ist der „Maximalkrafttest" besonders wichtig, da es durch die isometrische Kontraktion oftmals zu einer Selbstmanipulation des SIG kommt.
- Die Testausgangssituation führt zu einer Dehnung des Iliopsoas und des N. femoralis (positiver Femoralis-Lasèque). In diesem Fall ist der Iliopsoas zuerst mit lokalen Muskeltechniken und den 5 Faktoren des IVF zu behandeln.
- Die größte Aktivität wird beim Bergaufgehen und Brustschwimmen erzielt. Wichtiger Synergist der Bauchmuskulatur bezüglich des Beckens und der Wirbelsäule.
- Die beste Kräftigungsübung für den Gluteus maximus stellt das Treppensteigen mit geradem Oberkörper dar.
- Zusammen mit dem Tensor fasciae latae spannt er den Tractus iliotibialis und ist daher bei allen lateralen Knieproblemen verpflichtend zu testen.

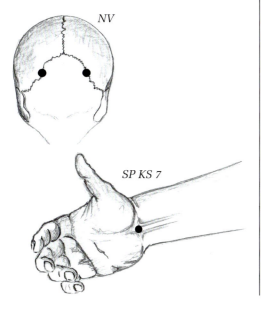

NV

SP KS 7

NL anterior

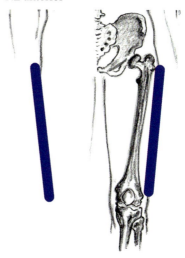

NL posterior

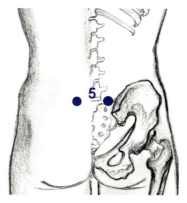

Nerv: N. gluteus inferior, L4, 5, S 1, 2
NL: *Anterior:* Gesamte Oberschenkelaußenseite (Tractus iliotibialis)
Posterior: Zwischen L5 und SIPS
NV: Über der Mitte der Sutura lambdoidalis
Meridian: KS (Kreislauf/Sexualität)
SP: KS 7
AP: KS 1, Ni 11
ZP: Bl 14 (**WE:** Th4)
Organ: Reproduktionsorgane
Nährstoffe: Vitamin E, B_6, B_5, Niacin, Zink, Vitamin F und andere Co-Faktoren der Steroidhormon-Synthese

Bilaterale Schwäche hat eine **Fixation der oberen HWS-Segmente** als Ursache.

Gluteus medius/ minimus

Ursprung
Außenfläche des Darmbeins.

Ansatz
Lateral am Trochanter major.

Funktion
Primär Abduktion mit einer leichten Komponente von Innenrotation; wichtige laterale Stabilisatoren des Beckens.

Funktionsverlust
Hohe Hüfte, hohe Schulter, hohes Occiput im Stehen, Beckenrotation, exzessive Rotation des Beckens beim Gehen.

Test
In Rückenlage rückt der Patient so an den Tischrand, dass er das im Knie gestreckte und im Hüftgelenk vollständig außerrotierte Bein etwa 20° in Extension und damit unter das Tischniveau bringen kann. Der Untersucher steht am Fußende und nimmt knapp oberhalb des Sprunggelenkes weichen Kontakt. Die Stabilisationshand fixiert die gegenüberliegende Tischkante. Der Patient drückt weiter schräg nach außen und unten. Der Patient sollte in

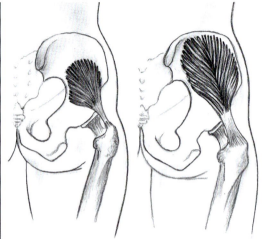

Gluteus medius/minimus

Normalfunktion sein Körpergewicht in Bogenspannung vom Tisch abheben können.
Testvektor: geht schräg in Verlängerung des Testunterarmes nach oben und innen.

In Seitenlage: das unten liegende Bein wird zur besseren Stabilisation in Hüfte und Knie etwas gebeugt. Das zu testende und im Knie gestreckte Bein wird in 45° Hüftabduktion und maximale Extension gebracht. Der Untersucher nimmt Kontakt am distalen Unterschenkel und stabilisiert die Schulter. Der Patient drückt weiter schräg nach „hinten und oben" in Abduktion und Extension. Testvektor: schräg nach „vorne und unten" in Adduktion und Flexion.

Die Kraft der beiden Glutei reicht aus, um das gesamte Körpergewicht vom Tisch abzuheben („Bogenspannung").

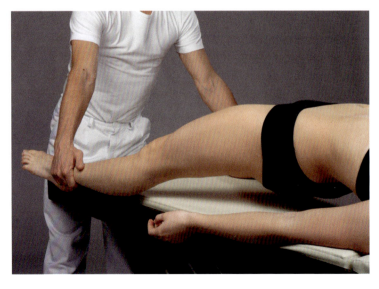

Test in Rückenlage – der gestreckte Testarm repräsentiert genau den Testvektor

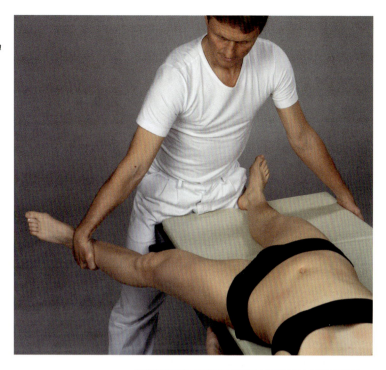

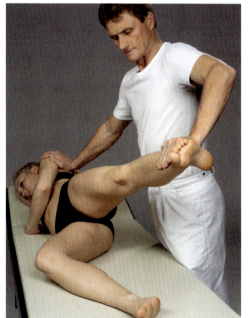

Korrekter Test in Seitenlage mit Stabilisation an der Schulter

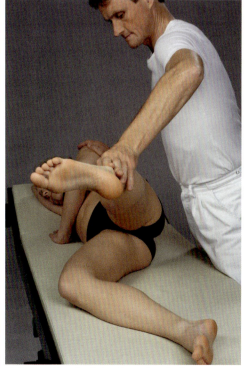

Falscher Test in Seitenlage durch Flexion in der Hüfte, damit TFL-Rekrutierung

Tipp
- Die Ausweichbewegungen in Form von Hüftflexion zur Rekrutierung des TFL sind durch eine gute dorsale Abstützung nicht möglich.
- Beim Piriformissyndrom wird durch Kompression des SIG mit der Stabilisationshand der Piriformis entlastet. Dabei kommt es sofort zur Stärkung des vorher abgeschwächten Gluteus medius/minimus.
- Naviculare und Talusfehlstellungen verursachen hartnäckige Triggerpunkte, die meist in Kombination mit einer Hyperpronation im Sprunggelenk vorkommen.

NL anterior

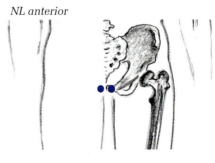

NL posterior

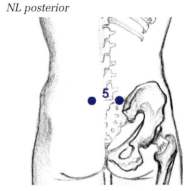

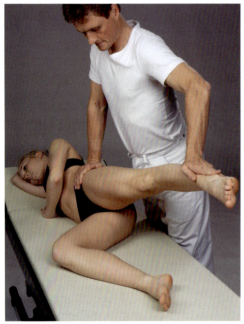

NV

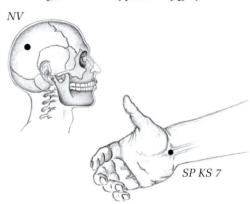

SP KS 7

Die Kompression des SIG mit der Fixationshand des Untersuchers entlastet den Piriformis. Dies führt sofort sofort zur Stärkung des Gluteus medius/minimus.

Nerv: N. gluteus superior L4, 5, S1
NL: *Anterior:* 1 QF lateral der Symphyse am Schambeinoberrand
Posterior: Zwischen L5 und SIPS
NV: Eminentia parietalis
Meridian: KS (Kreislauf/Sexualität)
SP: KS 7
AP: KS 1, Ni 11
ZP: Bl 14 (**WE:** Th4)
Organ: Reproduktionsorgane
Nährstoffe: Vitamin E, C, B_6, B_5, Mg, Niacin, Zink und Co-Faktoren der Steroidhormon-Synthese

Gracilis

Ursprung
Ramus inferior ossis pubis lateral der Symphyse.

Ansatz
Am Pes anserinus, an der medialen Fläche der Tibia gemeinsam mit der Sartorius- und Semitendinosussehne.

Funktion
Adduktion und Flexion im Hüftgelenk. Flexion und Innenrotation im Kniegelenk.

Funktionsverlust
Knieinstabilität medial. X-Bein-Stellung.

Reaktive Muster
Zu den Antagonisten (Abduktoren).

Test
Testung der Hüftfunktion in Rückenlage des Patienten ist am einfachsten. Das zu testende Bein wird maximal innenrotiert und verbleibt in derselben Ebene, nur leicht vom Tisch angehoben. Der Untersucher nimmt am distalen Unterschenkel von medial Kontakt. Die Stabilisationshand stützt sich ebenfalls medial am distalen Unterschenkel des zweiten Beines ab. Der Patient drückt mit ganzer Kraft nach innen „zum anderen Bein".
Testvektor: geht in Abduktion „nach außen".

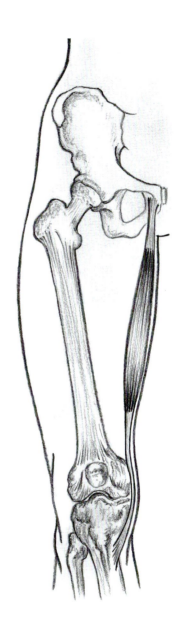

Gracilis

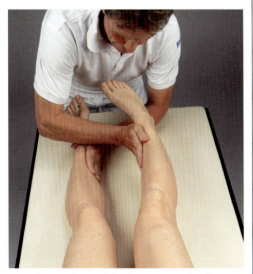

Gracilistest der Hüftfunktion in Rückenlage nach Beardall

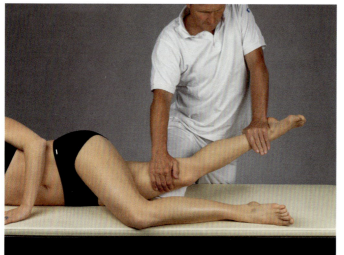

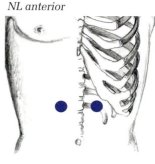

NL anterior

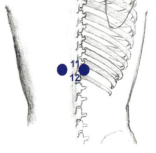

NL posterior

Gracilistest der Kniefuktion in Seitenlage nach Kendall und Goodheart

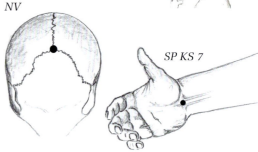

NV

SP KS 7

Testung der Funktion am Knie in Seitenlage des Patienten. Das Bein wird passiv in maximale Hüftextension und ca. 30° Adduktion gehoben.

Das Knie des Patienten wird ca. 40° gebeugt und vollständig innenrotiert. Die Testhand wird am distalen Unterschenkel angelegt. Der Oberschenkel des Untersuchers dient als Hypomochlion unter dem distalen Oberschenkel des Patienten.

Der Patient drückt in Knieflexion und Adduktion, „die Ferse zum Gesäß ziehen".

Testvektor: geht bogenförmig in Knieextension mit lateraler Druckkomponente in Abduktion.
Beim Test versucht der Patient eine Schwäche durch Außenrotationsbewegung des Hüftgelenkes mit Rekrutierung der Hamstrings zu maskieren.

Tipp
- Eine latente Schwäche findet man leichter, wenn der Patient vorher einige Twist-Tanzschritte in Kniebeugung (maximale Meniscusbelastung bei Tiefkniebeugung) durchführt. Dabei kommt es zur starken Gracilisbelastung.

Nerv: N. obturatorius L2, 3, 4
NL: *Anterior:* 2 QF lateral und 4 QF cranial des Nabels
Posterior: Zwischen Processus spinosus und transversus Th11 und 12
NV: Lambda
Meridian: KS (Kreislauf/Sexualität)
SP: KS 7
AP: KS 1, Ni 11
ZP: Bl 14 (**WE:** Th4)
Organ: Nebenniere (Mark)

Heilmittel/Nährstoffe: Vitamin C, Mangan, Tyrosin, B-Komplex, Ginseng, Nebennierenextrakte und Homöopathika

Beidseitige Schwäche ist meist mit einer **Nebennierenschwäche** assoziiert.

Hamstrings

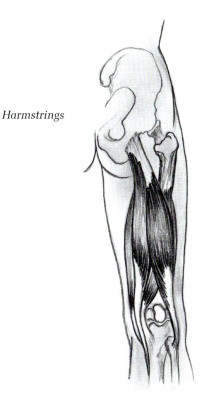

Harmstrings

Ursprung
Semimembranosus und Semitendinosus von Tuberositas ischii; Biceps femoris langer Kopf: Tuberositas ischii und Lig. sacrotuberale.
Biceps femoris kurzer Kopf: Labium laterale der Linea aspera.

Ansatz
Semimembranosus und Semitendinosus am medialen Condylus und medial der Tuberositas tibiae am medialen Tibiaplateau.
Biceps femoris am lateralen Condylus der Tibia und am Fibulaköpfchen.

Funktion
Als Gruppe Beugung im Kniegelenk und Streckung im Hüftgelenk.
Mediale Hamstrings machen Innenrotation im Knie. Laterale Hamstrings eine Außenrotation im Knie- und Hüftgelenk.

Funktionsverlust
Abschwächung der medialen und lateralen Hamstrings führen zur Rotation des Femurs und der Tibia, mangelnder medialer oder lateraler Kniestabilität, anteriorer Position des Iliums und damit zu einem relativ höheren Becken auf der Seite der Schwäche.

Reaktive Muster
Popliteus, Antagonisten.

Test
Bauchlage des Patienten. Kniebeugung von 40° bei starker, von 60° bei schwacher Maximalkraft. Beim Gruppentest neutrale Rotationsstellung im Hüft- und Kniegelenk. Beim Test der medialen Hamstrings ca. 30–40° Innenrotation, beim Test der lateralen Hamstrings ca. 30–40° Außenrotation im Hüftgelenk und dabei jeweils vollständige Innen- bzw. Außenrotation im Kniegelenk. Der Untersucher nimmt mit gestrecktem Arm Kontakt proximal der Achillessehne. Die gestreckte Fixationshand hält sich am Untersuchungstisch fest. Es darf keine zu harte Unterlage verwendet werden, die zu Kompressionsschmerzen der Patella führen würde. Der Patient „zieht die Ferse zum Gesäß".
Testvektor: geht bogenförmig in „Kniestreckung".

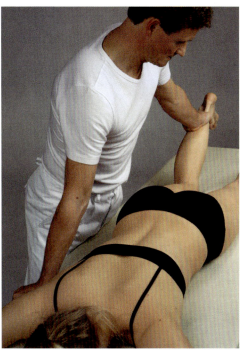

Gruppentest der Hamstrings mit kraftsparend gestreckten Armen

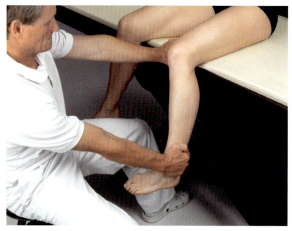

Mediale Hamstrings im Sitzen mit ergonomischer Abstützung an der Tischkante und gestrecktem Testarm

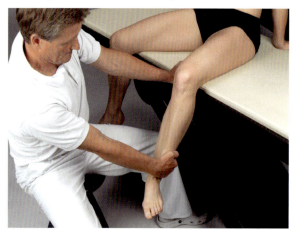

Laterale Hamstrings im Sitzen mit ergonomischer Abstützung an der Tischkante und dem gestreckten Testarm

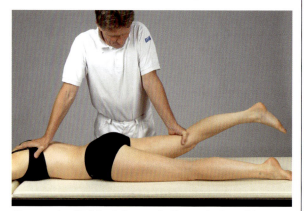

Testung der Hüftfunktion nach Garten in Bauchlage; Abstützung am contralateralen Schulterblatt

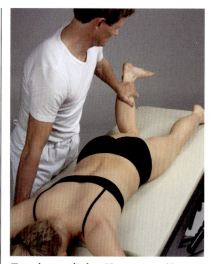

Test der medialen Hamstrings (Semimembranosus, Semitendinosus) in Bauchlage: Leichte Hüftinnenrotation, vollständige Innenrotation und 45°ige Flexion im Knie. Patient spannt in Flexion. Testvektor: über Unterschenkelkontakt bogenförmig in Extension.

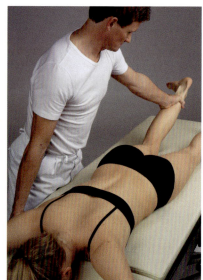

Test der lateralen Hamstrings in Bauchlage: Leichte Hüftaußenrotation, 45°ige Knieflexion und vollständige Knieaußenrotation. Patient drückt in Flexion. Testvektor: über Unterschenkelkontakt in Extension.

Laterale Hamstrings in Rückenlage: 60°ige Kniebeugung und vollständige Außenrotation. Stabilisationshand stützt sich am Unterschenkelkopf des gleichen Knies ab. Die Testhand nimmt weichen Kontakt am distalen Unterschenkel. Patient drückt in Flexion.
Testvektor: geht bogenförmig in Extension.
Der Untersucher zieht den Unterschenkel zu sich.

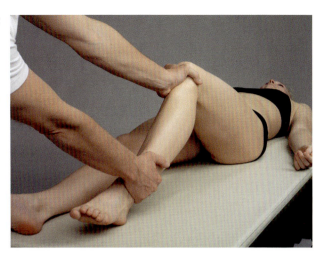

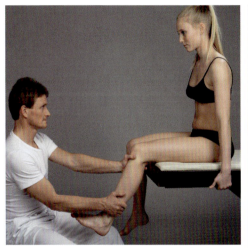

Hamstringstest im Sitzen mit Bandscheibenkompression. Die Patientin erhöht durch Anpressen zum Tisch den Druck auf die Wirbelsäule und das Becken.

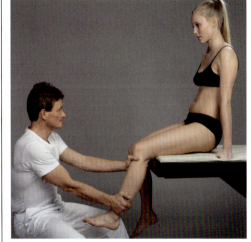

Hamstringstest mit Entlastung des Körpergewichtes. Die Patientin hebt sich über die gestreckten Arme vom Tisch ab.

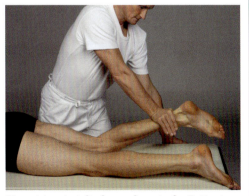

Hamstringstest für besonders starke Patienten. Der Untersucher testet durch Gewichtsverlagerung seines Oberkörpers.

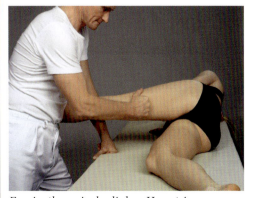

Faszientherapie der linken Hamstrings

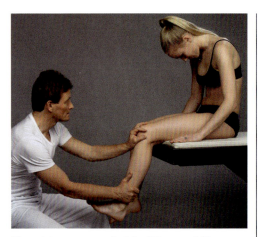

Hamstringsgruppentest im Sitzen mit Duraspannung: Vollständige HWS- und LWS-Flexion, um die Dura unter Zugspannung zu bringen. Der Patient „zieht die Ferse zum Gesäß". Der Untersucher zieht am Unterschenkel in Extension. Eine auftretende Schwäche ist ein deutlicher Hinweis auf Durastress. Der normale Hamstringstest im Sitzen erfolgt in normaler LWS- und HWS-Lordose bei gleicher Testausgangsposition.

Tipp

- In vielen Sportarten entsteht ein deutliches Kraftdefizit im Vergleich zum Quadriceps femoris (Fußball 10–20 : 90–80%). Diese Abschwächung führt zu rezidivierenden Muskelverletzungen der Hamstrings. Die Muskelläsionen sitzen häufig weit proximal im Bereich der Golgi-Sehenspindel und heilen unbehandelt langfristig nicht aus. Die Bremsfunktion des ausschwingenden Beines ist nicht mehr vorhanden. Vor deren Kräftigung muss die ventrale Oberschenkelmuskulatur immer gut gedehnt werden.
- Bei sehr kräftigen Patienten empfiehlt sich die Abstützung an der jeweiligen Tischkante. Dieser Muskel kann durch verschiedene Testpositionen leicht in seinen medialen und lateralen Anteile getrennt werden. Diese isolierte Testung ist vor allem bei Knie- und Sprunggelenksproblemen wichtig.
- Beim Test im Sitzen erhält man gute Informationen über Duraspannung, Imbrication der Intervertebralfacetten und Bandscheibenprobleme.
- Auf eine gepolsterte Tischauflage ist zu achten, weil es sonst zu einer schmerzhaften Patellakompression am harten Untersuchungstisch kommen kann.
- Der Test der Hüftfunktion in Bauchlage nach Garten ist bei Verdacht auf muskuläre Läsion im proximalen Muskelanteil (besonders häufige Lokalisation) der Hamstrings sehr hilfreich.

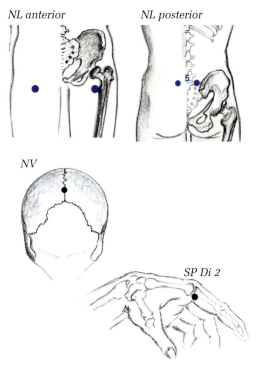

Nerv: N. ischiadicus L4, 5, S1, 2, 3
NL: *Anterior:* Über dem Trochanter minor
Posterior: Zwischen L5 und S1
NV: Sutura sagittalis 2 QF ventral von Lambda
Meridian: Dickdarm
SP: Di 2
AP: Ma 25
ZP: Bl 25 (**WE:** L5)
Organ: Rectum
Nährstoffe: Vitamin E, Calcium, Magnesium, Vitamin F (bei Krampfneigung) und HCL

Bilaterale Schwäche hat einen **atemabhängigen Sacrumfehler** als Ursache (Sacrum Inspiration/Expiration Fault). Eine gehaltene Atemphase führt dabei augenblicklich zur Stärkung der abgeschwächten Hamstrings.

Iliacus

Ursprung
Fossa iliaca, Ala des Sacrums, Ligg. sacroiliacale, lumbosacrale und iliolumbale

Ansatz
Trochanter minor

Funktion
Anteflexion in der Hüfte, Außenrotation und Adduktion. Stabilisator des SIG.

Test des Iliacus
Das im Knie gestreckte Bein wird in 45° Abduktion und so weit in Hüftbeugung gebracht, dass die Hamstringsdehnung noch nicht wirksam ist. Je nach Dehnzustand der Hamstrings sind dies minimal 60° bis maximal 100° Flexion im Hüftgelenk. Die Testhand nimmt nur bei Kniebeschwerden oder schwächeren Patienten Kontakt knapp oberhalb des Knies, bei starken Patienten ohne Knieprobleme knapp kranial des Knöchels. Das Becken wird mit der gestreckten Hand und weichem Kontakt am gegenüberliegenden Darmbein zur Unterlage fixiert. Gegenüber dem Psoastest liegt der Unterschied in der deutlich stärkeren Hüftflexion. Der Patient drückt „nach innen und etwas nach oben" weiter in Adduktion und Flexion.

Testvektor: geht bogenförmig nach außen und leicht nach unten in Abduktion und Extension.

Tipp:
- Die vergleichende Palpation dieses Muskels beidseitig ist bei allen Wirbelsäulenpatienten verpflichtend. Dabei ist rechts die Nähe zur ICV, dem Appendix, dem Ovar und links die Nähe zur Houston-Klappe und dem Ovar zu berücksichtigen. Es finden sich oft Faszien- und SCS-Läsionen, die vor jeder Lagerung behandelt werden müssen.

Nerv: L1–3
NL: Anterior: 2 QF lateral und 2 QF cranial des Nabels
Posterior: Paravertebral Höhe Th12/L1
NV: Squama des Occiputs ca. 2 QF lateral der Protuberantia occipitalis externa
Meridian: Niere
SP: Ni 1
AP: Gb 25 (Spitze 12. Rippe)
ZP: Bl 23 (**WE:** L2)
Organ: Niere
Nährstoffe: Wasser, Vitamin A, E, Nierenmittel

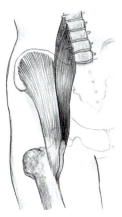

Iliacus (links)
Psoas (rechts)

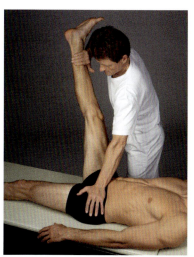

Iliacustest in Rückenlage

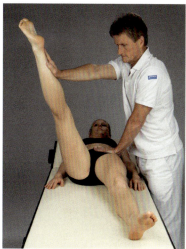

Test des Iliacus von contralateral

Infraspinatus

Ursprung
Mediale zwei Drittel der Fossa infraspinata scapulae.

Ansatz
Mittleres Drittel des Tuberculum majus humeri und Schultergelenkskapsel.

Funktion
Außenrotation des Humerus. Stabilisierung des Humeruskopfes in der Pfanne.

Funtionsverlust
Arm hängt in vermehrter Innenrotation; leicht tastbare Grube unter der Spina scapulae bei Atrophie des Muskels.

Reaktive Muster
Speziell Antagonisten Subscapularis, Teres major und Serratus anterior.

Test
Ist in allen Lagen möglich.
Test im Sitzen: In der Testausgangsposition den Arm immer in 90° Beugung im Ellenbogen und 90° Abduktion. Der Untersucher steht so seitlich von Patienten, dass er durch Fixierung des Ellbogens flächig von medial genau in der Rotationsachse steht. Die Testhand nimmt weichen Kontakt von dorsal knapp oberhalb des Handgelenkes. Der Patient drückt weiter „nach hinten" in Außenrotation.
Testvektor: geht „nach vorne" in Innenrotation.

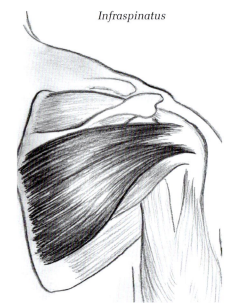

Infraspinatus

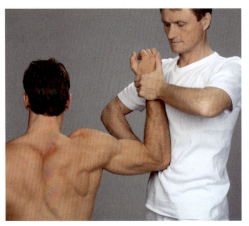

Test der cranialen Muskelanteile im Sitzen

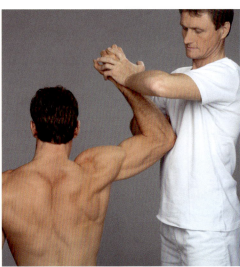

Infraspinatustest der caudalen Muskelanteile im Sitzen bei etwa 120° Abduktion in der Schulter: Stabilisationshand medial am Ellbogen. Testhand mit weichem Kontakt am Handrücken oder distalem Unterarm. Testvektor bogenförmig nach anterior in Innenrotation. Patient drückt in Außenrotation „nach hinten".

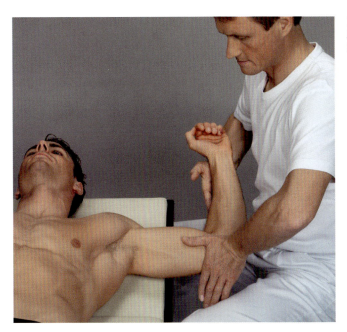

Test im Liegen. Beachte den Drehvektor, den die Arme bilden.

Beim *Test in Rückenlage* drückt der Patient „nach unten zum Boden" in Außenrotation. Testvektor: Geht „nach oben" in Innenrotation. Durch Änderung des Abduktionswinkels werden verschiedene Muskelanteile rekrutiert. Bei weniger als 90° Schulterabduktion (70–90°) werden die cranialeren Fasern und bei mehr als 90° Abduktion (90–130°) die caudaleren Infraspinatusanteile getestet.

Schwächezeichen

Ausweichbewegungen des gesamten Schultergürtels.

Tipp

- Triggerpunkte im Infraspinatus strahlen tief in die Schulter und in den Deltoideusbereich. Dabei kann der Patient nicht zwischen die Schulterblätter oder zum gegenüberliegenden Ohr greifen (Verkürzungstest).
- Bei „Überkopfsportarten" wie Handball etc. wird die Testung in verschiedenen Abduktions- und Anteflexionswinkeln erforderlich.

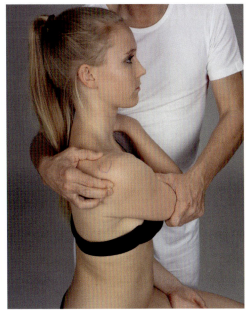

Ansatzpalpationsposition des Infraspinatus: Der Untersucher ist auf der gegenüberliegenden Seite. Den Arm passiv in eine 90°ige Anteflexion mit vollständiger Adduktion. Die Palpationsfinger liegen ca. daumenbreit laterocaudal vom dorsalen Acromiumende (im Bild markiert) über dem Tuberculum majus. In dieser Position ist bequem die Ansatzfriktion und -Infiltration möglich.

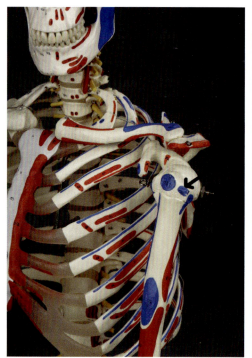

Der Infraspinatusansatz am Knochenmodell (siehe Pfeil)

NL anterior

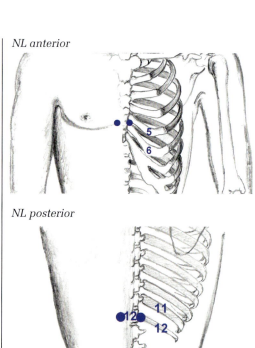

NL posterior

NV

SP 3E 10

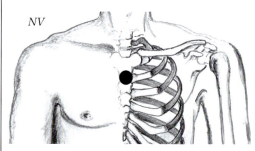

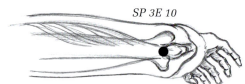

Nerv: N. suprascapularis, C(4), 5, 6
NL: *Anterior:* 5 ICR parasternal
   Posterior: Lamina Th12
NV: Am Übergang Manubrium zum Corpus sterni
Meridian: Dreifacher Erwärmer (3E)
SP: 3E 10
AP: KG 5, 7, 12, 17
ZP: Bl 22 (**WE:** L1)
Organ: Thymus

Nährstoffe: Zink und Kupfer, Vitamin A, C,; Thymuspräparate und an Schwermetallbelastung denken!

Latissimus dorsi

Ursprung
Crista iliaca, Sacrum, über eine breite Aponeurose von den Dornfortsätzen der unteren 6 Brustwirbel, den 5 Lendenwirbeln, unteren 4 Rippen und Angulus inferior der Scapula.

Ansatz
Sulcus intertubercularis humeri.

Funktion
Adduktion und Innenrotation des Humerus. Die oberen Fasern Retraktion der Scapula. Bilaterale Kontraktion Extension der Brustwirbelsäule. Zieht die Spitze der Scapula nach unten, medial und die ganze Schulter nach unten.

Funktionsverlust
Hohe Schulter im Stehen und leichte Protraktion. Oberer Trapezius verkürzt dadurch gerne und reagiert mit Schmerzen.

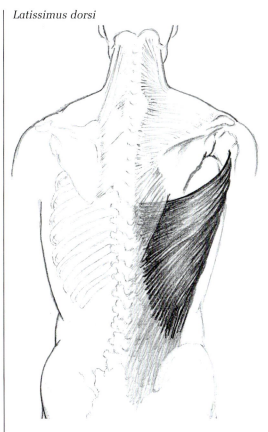

Latissimus dorsi

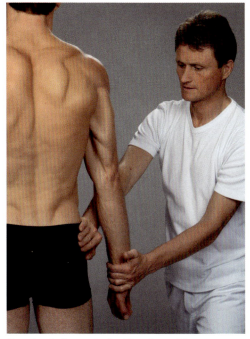

Test im Stehen mit der Hand am Gluteus, um dem Patienten die Zugrichtung zu demonstrieren.

Reaktive Muster
Oberer Trapezius, Antagonisten.

Test
Ist in allen Lagen gut testbar; der gestreckte Arm wird vollständig innenrotiert, Daumen zeigt nach hinten, und ca. 10–20° abduziert. Die Fixationshand wird auf die gleichseitige Schulter platziert und verhindert damit eine Anteversion der Schulter mit Rekrutierung der Pectoralmuskulatur. Die Testhand wird von medial am distalen Unterarm angelegt. Der Patient „zieht die Hand nach hinten am Gesäß vorbei".

Testvektor: geht nach lateral und leicht anterior.

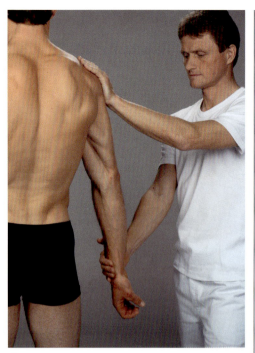

Über eine Anteversion im Schultergelenk werden die Pectorales stärker rekrutiert. Daher soll diese Ausweichbewegung mit der Hand an der Schulter registriert und korrigiert werden.

Tipp
- Beim Test in *Rückenlage* kann der Patientenellbogen in Kontakt mit dem Oberschenkel des Untersuchers gebracht werden, wodurch die Flexion im Ellbogen als Schwächezeichen sofort bemerkt wird.
- Beim Test in *Bauchlage* des Patienten empfehle ich den Kreuzhandgriff, eine Hand am Unterarm und eine Hand am Gesäß des Patienten.
- Keinen Klammergriff am Unterarm des Patienten, weil dadurch eine TL zu den „sensiblen" Pulstaststellen möglich ist.
- Bei hypermobilen Patienten mit überstreckbaren Ellbogen muss oft wegen der damit verbundenen Schmerzen auf einen Latissimustest verzichtet werden.

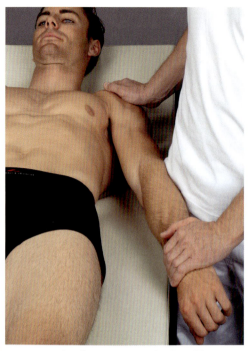

Test in Rückenlage mit Kontakt des Ellbogens zum Oberschenkel des Untersuchers

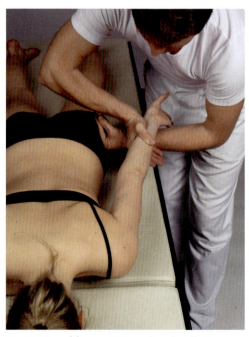

Test in Bauchlage mit Kreuzhandgriff. Der rechte Unterarm des Untersuchers zeigt genau in Richtung des Testvektors.

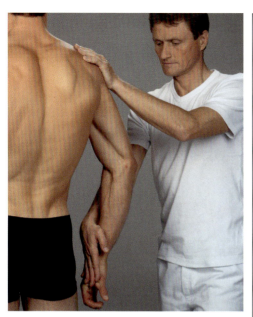

Falscher Test im Stehen mit Rekrutierung des Bizeps durch Flexion des Oberarmes

NL anterior

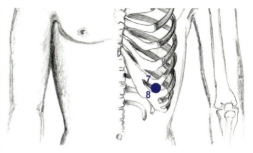

NL posterior

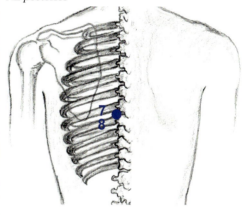

NV

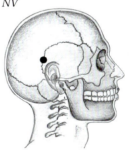

SP MP 5

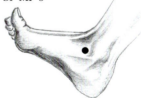

Nerv: N. thoracodorsalis, C6, 7, 8
NL: *Anterior:* nur links 7. ICR in Mamillarlinie
Posterior: nur links zwischen Querfortsatz Th7/8
NV: 1 cm über der Sutura squamosa und 1QF dorsal des äußeren Gehörganges
Meridian: Milz/Pankreas
SP: MP 5
AP: Le 13
ZP: Bl 20 (**WE:** Th11)
Organ: Pankreas
Nährstoffe: Selen, Zink, Vitamin F, A, Niacin, Chrom (Glukose-Toleranz-Faktor), Pankreasorganextrakt, pankreasstimulierende Homöopathika und Phytotherapeutika

Bilaterale Schwäche ist auf eine **Fixation des thoracolumbalen Überganges** oder auf eine gravierende **Organstörung des Pankreas** zurückzuführen.

Levator scapulae

Ursprung
Querfortsätze der Halswirbel 1–4.

Ansatz
Medialer Scapularand zwischen Spina und Angulus superior scapulae.

Funktion
Hebt das Schulterblatt und rotiert dadurch die Cavitas glenoidale nach unten. Gemeinsam mit dem oberen Trapezius Elevation und Abduktion der Scapula.
Ipsilaterale HWS-Flexion und -rotation bei fixierter Schulter.

Funktionsverlust
Im Stehen abgesenkter Angulus superior der Scapula sowie Vergrößerung des Abstandes des Angulus inferior zur Wirbelsäule. Plötzliche Verschiebung der Scapula beim Absenken des abduzierten Armes („Schlenker" durch Dysharmonie der Funktion der Mm. Rhomboidei und levator scapulae).

Reaktive Muster
Mit den Antagonisten möglich.

Test
Patient sitzt so tief, dass der Untersucher genügend Kraft von cranial auf die gleichseitige Schulter aufbringen kann. Die HWS zur Testseite neigen. Eine Hand nimmt Kontakt medial

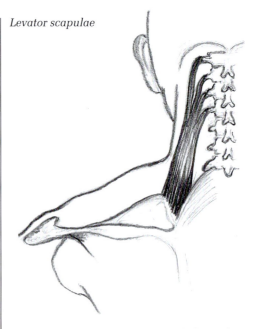

Levator scapulae

vom 90° flektiertem Ellbogen und die andere Hand von cranial am Schulterdach. Beide Hände sind mit gleicher Kraft im Test involviert. Der Patient „zieht die Schulter nach hinten, oben zum Ohr", der Testvektor geht mit der cranialen Hand nach caudal und mit der Hand am Ellbogen bogenförmig nach lateral, anterior.
Ein Test in Bauchlage des Patienten: HWS in ca. 45° ipsilaterale Lateralflexion und Rotation zur Testseite. Die Schulter wird zum Ohr hochgebracht. Den Fixationsarm über den Laminae der oberen Halswirbel und der Testarm mit Kreuzhandgriff am Angulus superior. Der Patient „zieht das Schulterblatt zum gleichseitigen Ohr".
Testvektor: geht in das „Auseinanderdrücken" der HWS vom Schulterblatt und umgekehrt.

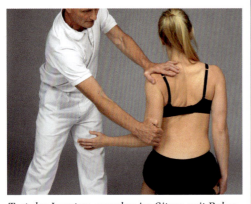

Test des Levator scapulae im Sitzen mit Palpation und Beobachtung der Scapula

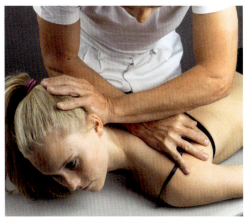

Levator-scapulae-Test in Bauchlage mit Kreuzhandgriff

Tipp
- Beide beschriebenen Tests sind nicht optimal geeignet, um den Levator wirklich zu isolieren. Daher ist die Palpation bei diesem Muskel wichtiger als der Test und absolut unerlässlich.
- Dieser Muskel hat knapp cranial der Schulter oft Triggerpunkte, die mit SCS-Technik sehr gut behandelbar sind.
- Der Patient hat häufig kurz vor Auftreten der retroocciptitalen Spannungskopfschmerzen einen schweren Gegenstand getragen („Er hat den Koffer am Atlas getragen!" – Zitat nach Janet Travell). Die Atlasfehlstellung ist dabei unbedingt zu behandeln.

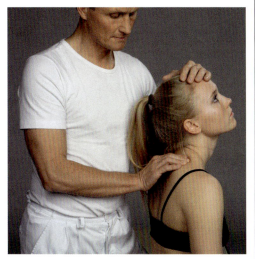

Palpation und SCS-Position für den Levator scapulae

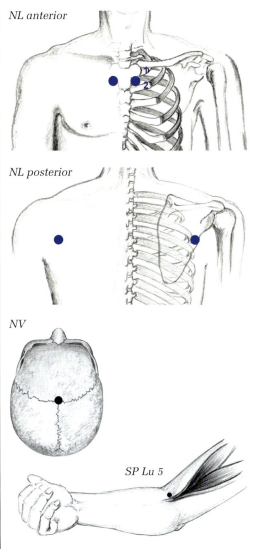

Nerv: N. dorsalis scapulae C3, 4, 5
NL: *Anterior:* 1. ICR parasternal
Posterior: Über dem Teres minor in der hinteren Axillarfalte
NV: Bregma
Meridian: Lunge
SP: Lu 5
AP: Lu 1
ZP: Bl 13 (**WE:** Th3)
Organ: Nebenschilddrüse – Glandula parathyreoidea
Nährstoffe: Calziumstoffwechsel, Vit. D und Organextrakte

Nackenextensoren
(Splenius capitis et cervicis)

Ursprung
Laterale Linea nuche, Processus mastoideus, HWK 1–4.

Ansatz
Die Wirbel der unteren HWS und der oberen BWS bis BWK 6.

Funktion
Extension der HWS und des Kopfes sowohl mit als auch ohne Rotation.

Funktionsverlust
Bei bilateraler Schwäche anteriore Kopfhaltung.

Reaktive Muster
Mit den Antagonisten möglich (selten).

Test
Im Sitzen: Der Kopf wird *beim Gruppentest* in vollständige Extension gebracht, weicher breitflächiger Kontakt über der Hinterhauptsschuppe. Die andere Hand stabilisiert ventral den Brustkorb. Der Patient „drückt weiter nach hinten" in Extension.
Testvektor: geht bogenförmig nach anterior.

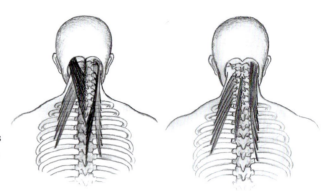

Nackenextensoren (Splenius capitis et cervicis)

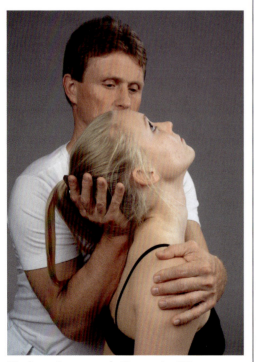

Nackenextensoren als Gruppe im Sitzen

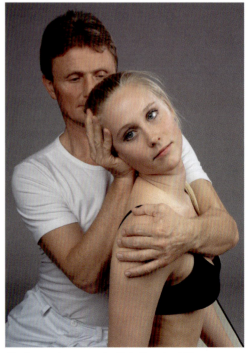

Nackenextensoren in Rotation im Sitzen

In Bauchlage: Denselben Kontakt am Occiput mit gestrecktem Ellbogen. Die zweite Hand fixiert die Ober- oder Unterschenkel des Patienten. Der Patient" drückt in Richtung Gesäß".
Testvektor: geht bogenförmig nach ventral.

In Rückenlage: Der Patient liegt am Bettende, sodass er den Kopf vollständig überstrecken kann. Die verschränkten Hände des Untersuchers nehmen weichen Kontakt an der Hinterhauptsschuppe. Die Nackenextensoren sind normalerweise so stark, dass der Patient den gesamten Körper in Bogenspannung von der Liege abheben kann. (Nur bei austrainierten Patienten möglich!)

Beim unilateralen Test wird der Kopf maximal zur testenden Seite ausrotiert. Weicher Kontakt cranial vom Ohr am Os parietale. Fixationshand gleich wie beim Gruppentest. Der Patient „drückt weiter nach hinten" in Extension.
Testvektor: geht bogenförmig nach ventral.

Tipp
- Als Zeichen der Schwäche versucht der Patient sofort den Kopf zurück in die neutrale Ausgangsposition zu rotieren, um die stärkeren Gruppenextensoren in den Test zu bringen.
- Die Nackenextensoren neigen zur Verkürzung mit resultierenden Spannungskopfschmerzen. Zu den allgemeinen Entspannungsmaßnahmen soll auch die Nackenmuskulatur durch die vorgeschlagene Lagerung oder Massagen regelmäßig behandelt werden.
- Bei schwach testenden Nackenextensoren ist zuerst nach Schmerzen in der HWS zu fragen, erst danach mittels TL nach Fixationen in der LWS zu suchen. Denn Subluxationen und Fixationen der HWS müssen vorab therapiert werden.

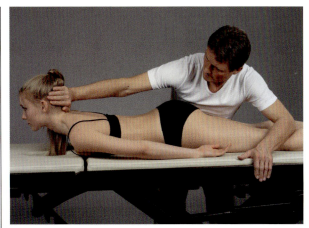
Nackenextensoren als Gruppe in Bauchlage

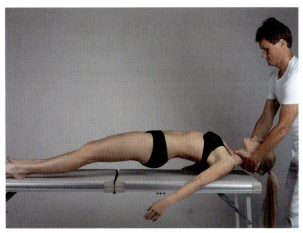
Demonstration normal starker Nackenextensoren; der Körper in Bogenspannung von der Liege abgehoben

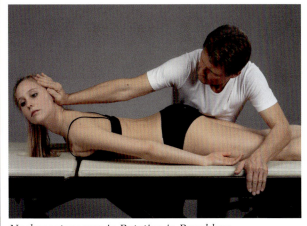
Nackenextensoren in Rotation in Bauchlage

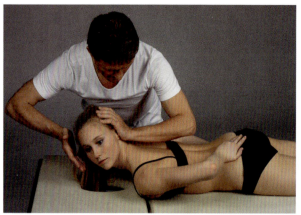

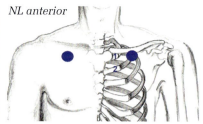
NL anterior

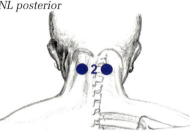
NL posterior

Linke Nackenextensoren in Rotation in Bauchlage mit TL zum gleichseitigen SIG (Fixation)

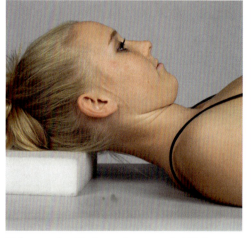

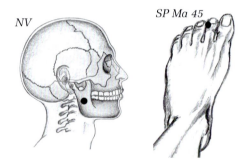
NV   *SP Ma 45*

Dehnung der Nackenextensoren in Rückenlage: Ein dickes Buch wird unter den Schädel gelegt, so dass die HWS unter dem Occiput frei bleibt. Durch die Entspannung sinkt die HWS nach unten und der Schädel nach vorne. Dies führt zur Dehnung der tiefen Nackenmuskulatur. Diese Lagerung soll höchstens 5–7 Minuten andauern.

Nerv: C1–8
NL: *Anterior:* Medioclaviculär im 1. ICR
     Posterior: Über Lamina von C2
NV: Ramus mandibulae
Meridian: Magen
SP: Ma 45
AP: KG 12
ZP: Bl 21 (**WE:** Th12)
Organ: Nasennebenhöhlen, Kopflymphaticum
Nährstoffe: B_3, B_6, organisches Jod, homöopathische Nasennebenhöhlen- und Drainagemittel

Bilaterale Schwäche ist mit einer **Fixation der LWS-Segmente** assoziiert.
Eine **unilaterale Schwäche in Rotation** geht mit einer **ipsilateralen sacroiliacalen-Fixation** einher.
Eine Schwäche der **Nackenextensoren in Rotation bilateral** ist mit einer **Sacrumfixation** verbunden.

Nackenflexoren

Ursprung
Obere HWS, Mastoid, Linea nuchae lateral, Proccessi transversi C2–7.

Ansatz
Untere HWS und obere BWS.

Funktionsverlust
Bei einseitiger Schwäche tritt eine leichte Rotation von HWS und Kopf zur selben Seite auf. Schwierigkeiten, den Kopf in Rückenlage anzuheben.

Reaktive Muster
Mit den Antagonisten. Manchmal sind bei Schulter-Arm-Syndromen reaktive Muster mit den Muskeln der Schulter möglich.

Test
Leider ist eine sichere Differenzierung der Nackenflexoren als Gruppe von den Scaleni durch den Muskeltest alleine nicht möglich. Dafür stehen die Palpation und erweiterte Tests für die Scaleni zur Verfügung. Generell ist der Test im Sitzen und Stehen der Liegendtestung überlegen, weil bei Schwäche das Heben des Kopfes alleine schon eine große Belastung darstellt. Test im Sitzen: Maximale Flexion der HWS, bis das Kinn fast das Sternum berührt. Der Patient lässt prinzipiell einfach nur den Kopf mit der Schwerkraft bequem fallen. Der hinten stehende Untersucher stützt seine Unterarme an beiden Schultern ab und nimmt mit beiden Händen weichen Kontakt im Stirnbereich. Der Patient „drückt nach vorne zum Brustbein".

Testvektor: geht bogenförmig nach dorsal in Extension.

Tipp
- Durch das Auflegen der Unterarme an den Schultern des Patienten kommt es beim Test weder zur Kompression noch zu einer Traktion der HWS durch den Untersucher.

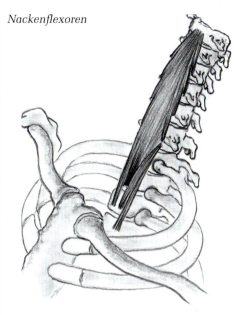

Nackenflexoren

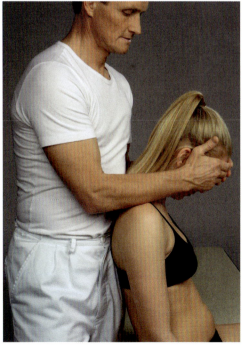

Nackenflexoren im Sitzen

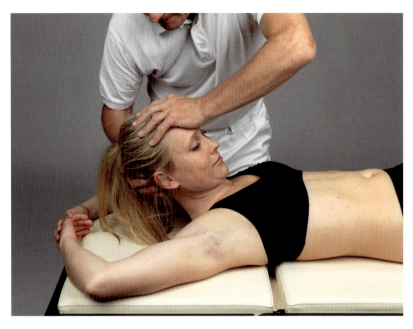

Nackenflexoren in Rückenlage, wobei die Arme zur Verminderung einer synergistischen Rekrutierung hinter dem Kopf abgelegt werden sollten.

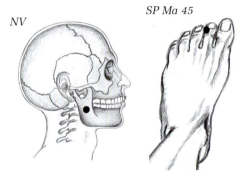

NV | SP Ma 45

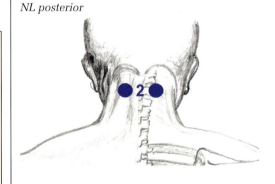

NL anterior

NL posterior

Nerv: C1–8
NL: *Anterior:* 1. ICR medioclaviculär
  Posterior: Laminae des Axis
NV: Ramus mandibulae über dem Masseter
Meridian: Magen
SP: Ma 45
AP: KG 12
ZP: Bl 21 (**WE:** Th12)
Organ: Nasennebenhöhlen, Kopflymphe
Nährstoffe/Heilmittel: B_3, B_6, organisches Jod, pflanzliche und homöopathische Nasennebenhöhlentherapeutika und Drainagemittel

Charakteristische zugeordnete Störungen: HWS, Cranial Faults

Opponens pollicis

Ursprung
Tuberculum ossis trapezii und Retinaculum flexorum.

Ansatz
Gesamte Radialseite vom Metacarpale I.

Funktion
Opposition vom Daumen zum kleinen Finger eine Kombinationsbewegung von Abduktion, Flexion und Rotation.

Funktionsverlust
Probleme beim Schreiben und beim Opponieren des Daumens zum kleinen Finger. Schwacher Händedruck.

Reaktives Muster
Mit sämtlichen Muskeln des Daumens möglich.

Test
Maximale (Hohlhandbildung) Oppositionsstellung des Daumens zum kleinen Finger; die Stabilisationshand umgreift den Hypothenarballen. Die Testhand nimmt mit drei bis vier Fingerballen weichen Kontakt zum Metacarpale I von palmar und stützt sich mit demselben Thenarballen dorsal am Metacarpale II ab. Der Patient „drückt den Daumen zum kleinen Finger".
Testvektor: geht bogenförmig in Richtung „Abflachung der Hohlhand" in Abduktion und Extension.

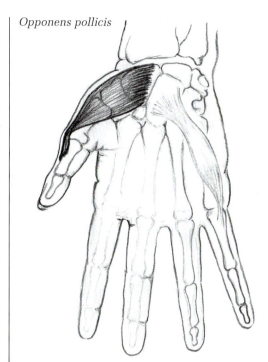

Opponens pollicis

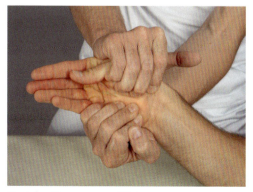

Test des Opponens pollicis

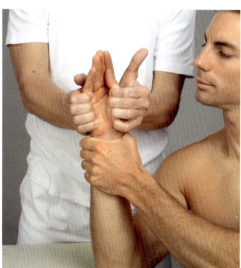

Test des Opponens pollicis mit Kompression der Handwurzelreihe und des distalen Radioulnargelenkes

Tipp
- Beim funktionellen Carpaltunnelsyndrom (CTS) testet der Opponens pollicis in aller Regel schwach. Wenn die Kompression des distalen Unterarmes oder der Handwurzelknochen durch den Patienten selbst augenblicklich den Muskel stärkt, ist die Therapie der Wahl eine Kompressionsstütze (z.B. Tape) bei manuellen/sportlichen (Mountainbike) Belastungen.
- Bei bilateralen CTS-Beschwerden denke an Vit.-B_6-Pyridoxin, besonders in der Schwangerschaft und bei Histaminstoffwechselproblemen.

Nerv: N. medianus C6, 7
NL: *Anterior:* Os pubis, am Symphysenunterrand
Posterior: Zwischen L 5 und SIPS
NV: Eminentia frontalis
Meridian: Magen
SP: Ma 45
AP: KG 12
ZP: Bl 21 (**WE:** Th12)
Organ: Magen

Nährstoffe/Heilmittel: Betain-HCL, Zink, B-Komplex, Bicarbonate

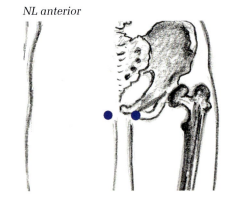

NL anterior

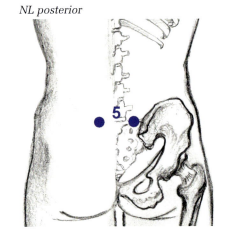

NL posterior

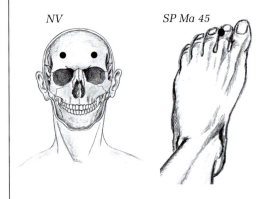

NV *SP Ma 45*

Pectoralis major – claviculärer Teil (PMC)

Ursprung
Mediale Claviculahälfte.

Ansatz
Lateraler Sulcus bicipitalisrand.

Funktion
Flexion im Schultergelenk; horizontale Adduktion in Richtung des kontralateralen Ohres; Innenrotation des Oberarmes.

Funktionsverlust
Posteriore Schulterhaltung und Rekrutierung der langen Bicepssehne.

Reaktive Muster
Gluteus maximus und alle Muskeln des Schultergürtels.

Test
Ideal in Rückenlage: Der Untersucher steht seitlich des Patienten in Schulterhöhe. Der im Ellbogen völlig gestreckte Arm wird in der Schulter 90° flektiert und innenrotiert. Der Daumen zeigt zu den Zehen. Die Stabilisationshand drückt die gegenüberliegende Schulter auf die Unterlage. Die Testhand nimmt weichen Kontakt dorsal am distalen Unterarm. Der Patient drückt „zum gegenüberliegenden Ohr" in Adduktion.
Testvektor: geht in Abduktion etwas (10–20°) in Extension.

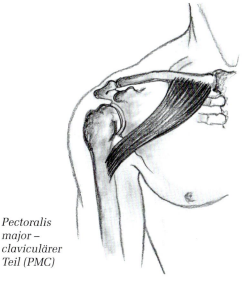

Pectoralis major – claviculärer Teil (PMC)

Testprobleme
Die Ausgangsposition stellt eine verriegelte Position für das Ellbogengelenk dar und macht besonders bei Hypermobilität den beschriebenen Test in Folge auftretender Schmerzen im Gelenk unmöglich. Dann kann man elegant über einen Indikatormuskel und TL zum Alarmpunkt KG 12 ausweichen.

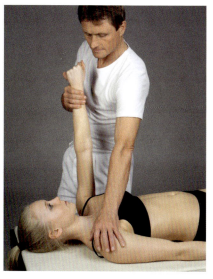

Unilateraler Test des linken PMC. Beachte dabei den idealen Testvektor – 20° nach caudal.

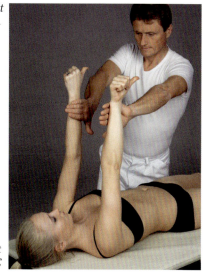

Bilateraler Test des PMC

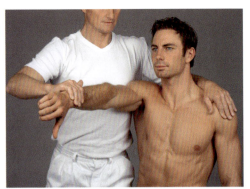

Einseitiger PMC-Test im Sitzen/Stehen: dieselbe Ausgangsposition. Stabilisationshand von dorsal auf die gegenüberliegende Schulter. Testvektor über Kontakt am distalen Unterarm in Abduktion und Extension. Patient drückt „zum gegenüberliegenden Ohr" in Adduktion.

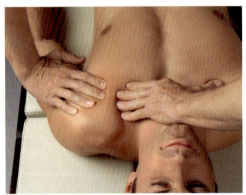

Manuelle Sedierung des PMC. Beachte: Die Finger liegen im Verlauf der Muskelfaserrichtung.

Schwächezeichen
Der Patient beugt im Ellbogen, um den Bizeps zu rekrutieren.

Besonderheit
Dies ist einer der wenigen Muskeln, die sehr elegant zugleich bilateral getestet werden können.

Tipp
- Der Untersucher kann Bauchkontakt mit dem gestreckten Ellbogen nehmen und damit sofort den Flexionsversuch als Schwächezeichen über das Olecranon spüren.
- Beim Test beider PMC gleichzeitig hat es sich bewährt, seitlich in Hüfthöhe des Patienten zu stehen. Dabei ist ein bequemer Augenkontakt möglich. Keinesfalls sollte man hinter dem Patienten in Kopfnähe stehen. Dies führt oftmals zur Schwächung durch energetische Einflüsse.
- Der PMC stabilisiert die Clavicula und hat damit Einfluss auf das ACG und SCG. Die Sehnenausläufer fixieren am Humerus die lange Bicepssehne im Sulcus bicipitalis. Bei einseitiger Schwäche sollte an diese Funktionen gedacht werden.

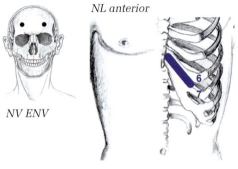

NL anterior

NV ENV

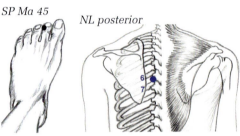

SP Ma 45

NL posterior

Nerv: Nn. Pectorales C5, 6, 7
NL: *Anterior:* Nur links im 6. ICR parasternal bis Mamillarlinie
Posterior: Nur links paravertebral Höhe Th6/7.
NV: Eminentia frontalis = ENV-Punkt
Meridian: Magen
SP: Ma 45
AP: KG 12
ZP: Bl 21 (**WE:** Th12)
Organ: Magen
Nährstoffe: Zink als Co-Faktor der Carboanhydrase, (HCl- und Bicarbonatproduktion in den Magenbelegzellen), Phytotherapeutika, Betain-HCl, Bicarbonate und Vitamin-B-Komplex.

Eine bilaterale Schwäche bei gleichzeitiger Testung wurde ursprünglich einem **HCL-Mangel** des Magens zugeordnet, wobei ebenso häufig **Bicarbonate** gut testen.

Pectoralis major – sternaler Teil (PMS)

Ursprung
Sternumrand und Knorpel der 2.–7. Rippe (Pars costalis) und der Aponeurose des Obliquus abdominis.

Ansatz
Sulcus bicipitalis humeri.

Funktion
Adduktion des Humerus in Richtung auf die kontralterale Hüfte; entscheidender Stabilisator des vorderen Schultergelenkes.

Funktionsverlust
Retraktion der Scapula, die Schulter erscheint relativ weiter posterior und leicht superior.

Reaktive Muster
Mit allen Muskeln des Schultergürtels möglich.

Test
In fast allen Lagen gut testbar. In Rückenlage nimmt der Patient dieselbe Ausgangsposition wie beim PMC-Test ein. Arm vollständig ge-

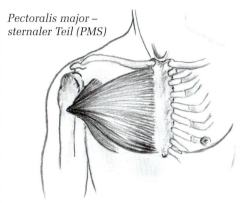

Pectoralis major – sternaler Teil (PMS)

streckt und innenrotiert in 90° Flexion. Eine Hand fixiert das gegenüberliegende Ilium, wodurch der Patient bereits die Druckrichtung seines Tests vorgegeben bekommt. Die Testhand wird am distalen Unteram angelegt. Der Patient drückt „zur gegenüberliegenden Hüfte". Testvektor: geht in Verlängerung des gestreckten Armes in Abduktion und Extension.

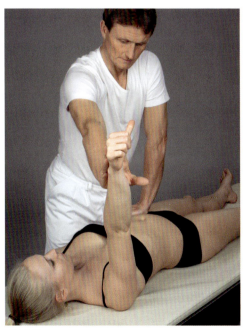

PMS-Test

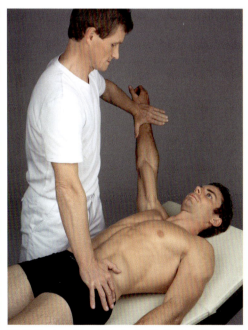

PMS-Testposition für starke Patienten. Durch Armextension wird der PMS leichter testbar.

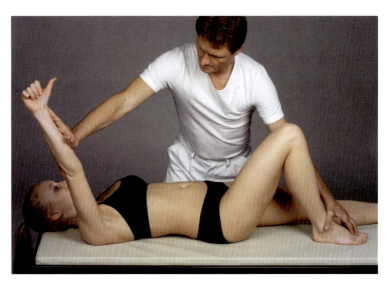

PMS-Testposition für starke Patienten

PMS-Test mit gleichzeitiger Sedierung durch TL zu Le 2 bei angewinkeltem Bein

Schwächezeichen
Beugung im Ellbogen und Bizepsrekrutierung.

Tipp
- Einseitige Triggerpunkte in den Pectorales sind häufig für Pseudostenocardien, Titze-Syndrome und ähnliche Thoraxbeschwerden verantwortlich.
- Die gesamte Pectoralmuskulatur ist sehr leicht mit dem Zangengriff zu palpieren.
- Schwache Untersucher können bei sehr starken Patienten die Testausgangsposition durch Armextension in Kopfnähe zu ihrem Vorteil verändern.
- Durch das Anwinkeln der Beine kann elegant gleichzeitig mit dem Test eine TL zum Sedationspunkt Le 2 durchgeführt werden.

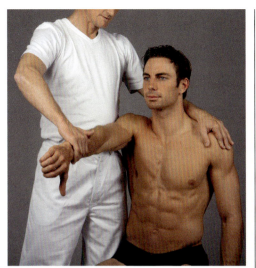

PMS-Test im Sitzen. Fixation der gegenüberliegenden Schulter

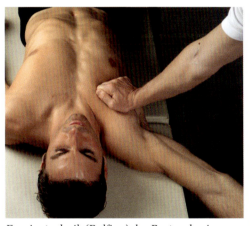

Faszientechnik (Rolfing) der Pectorales in gedehnter Position

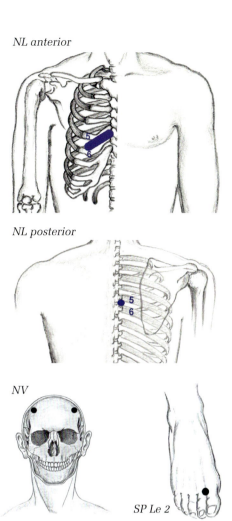

NL anterior

NL posterior

NV

SP Le 2

Nerv: Nn. pectorales C6, 7, 8 und Th1
NL: *Anterior:* Nur rechts 5. ICR parasternal bis Mamillarlinie
Posterior: Nur rechts paravertebral Höhe Th5/6
NV: Os frontale 3–4 QF lateral von der Mitte an der Stirnhaargrenze
Meridian: Leber
SP: Le 2
AP: Le 14
ZP: Bl 18 (**WE:** Th9)
Organ: Leber
Nährstoffe: Vitamin A, der gesamte B-Komplex, Cholin, schwefelhältige Aminosäuren, Gallensalze, Leberextrakt, Phytotherapeutika, **wichtig bei allen toxikologischen Fragestellungen**

Pectoralis minor

Ursprung
3. bis 5. Rippe in der Nähe der Knorpel-Knochengrenze.

Ansatz
Proc. coracoideus.

Funktion
Zieht die Scapula nach anterior, medial und inferior. Gehört zu den Atemhilfsmuskeln bei forcierter Inspiration.

Funktionsverlust
Die Schulter erscheint nach posterior rotiert und leicht eleviert.

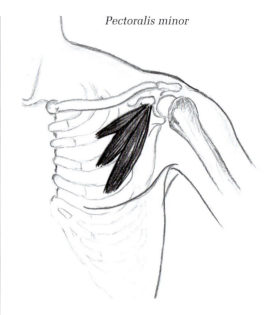

Pectoralis minor

Reaktive Muster
Serratus anterior, Deltoideus, Sakrospinalis.

Test
Die sorgfältige Palpation quer zum Faserverlauf ist dem Test überlegen, da er von der restlichen Pectoralmuskulatur nicht wirklich isoliert werden kann.

Der Test nach Beardall: Die Liege tiefer stellen, sodass die Fixationshand gestreckt von ventral auf die angehobene Schulter zu liegen kommt. Patient in Rückenlage. Der gestreckte und völlig außenrotierte Arm wird durch Anheben der Schulter so weit adduziert, dass er am Bauch in Nabelhöhe zu liegen kommt. Die Stabilisationshand drückt während des Tests die Schulter zur Unterlage. Die Testhand nimmt von ulnar Kontakt am distalen Unterarm. Beide Hände des Untersuchers sind zu gleichen Teilen im Test involviert. Der Patient drückt „parallel zum Bauch zur gegenüberliegenden Körperseite" in Adduktion.
Testvektor: geht parallel zum Abdomen in Abduktion.

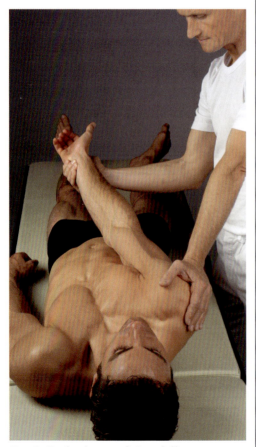

Test in Rückenlage nach Beardall

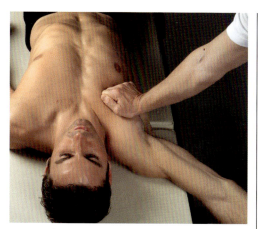

Faszientherapie (Rolfing) für die Pectoralmuskulatur in gedehnter Position

NL = AP für das Lymphsystem

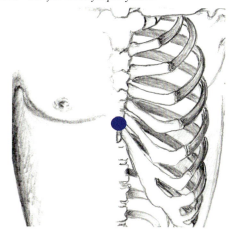

Nerv: N. pectoralis medialis C6, 7, 8 und Th1
NL: Am Übergang Manubrium zum Corpus sterni; gilt als Alarmpunkt für das gesamte Lymphsystem
Organ: Lymphsystem
Nährstoffe: Zink, B_3, Wasser, Lymphmittel und Antioxidanzien

Tipp
- Eine der Ursachen für beidseitige Pectoralis-minor-Verkürzung ist eine beidseitige Schwäche der unteren Trapezii, in Folge einer Fixation im thoracolumbalen Übergang. Der untere Trapezius ist der Hauptantagonist des Pectoralis minor.
- Die Verkürzung und/oder Hypertrophie des Pectoralis minor ist eine der häufigsten Ursachen für vasculäre oder lymphatische Stauungssymptome der Arme. Unter dem Muskel verlaufen die Gefäß-, Nerven- und Lymphgefäßbündel. Typischerweise kommt es zum Einschlafen der Hände bei Überkopfarbeiten.
- Die regelmäßige Dehnung der verkürzten Pectoralmuskulatur ist an jedem Türrahmen bequem möglich.

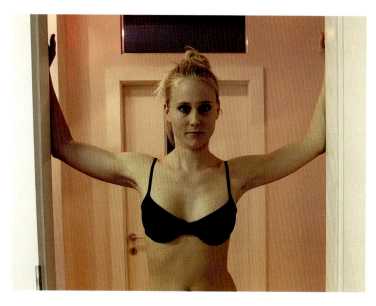

Pectoralesdehnung im Türrahmen

Peroneus brevis und longus

Ursprung
Brevis: Distales Drittel der lateralen Fibulafläche und Septum intermusculare.
Longus: Caput fibulae, proximale 2/3 der lateralen Fibulafläche und angrenzendes Septum intermusculare.

Ansatz
Brevis: Tuberositas des Metatarsale V.
Longus: Ventral, lateral am Metatarsale I und Cuneiforme medial.

Funktion
Plantarflexion und Pronation; Fußstabilisation in der mittleren Gehphase. Zusammen mit dem Tibialis posterior für den wichtigen „muskulären Steigbügel" zur Aufrechterhaltung des Fußlängsgewölbes verantwortlich.
Schwächezeichen: Adduktion des Fußes beim Gehen, starke Supination des Fußes während der Schwungphase des Beines.

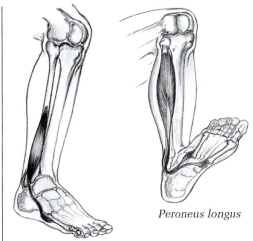

Peroneus longus

Peroneus brevis

Test
Der Fuß in maximaler Plantarflexion, Zehenflexion und vollständige Pronation.
Die Stabilisationshand am Unterschenkel, sodass der Daumen gleichzeitig die ungewollte Anspannung der Sehne des Tibialis anterior spürt. Die Testhand wird flächig von lateral, dorsal über die Metatarsalia gelegt unter Aussparung des Sedationspunktes Bl 65 am lateralen Fußrand. Der Patient drückt den „äußeren Fußrand nach außen" in Richtung Abduktion und Pronation.
Testvektor: geht bogenförmig in Adduktion und Supination.

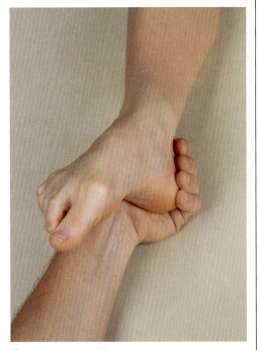

Testausgangsposition

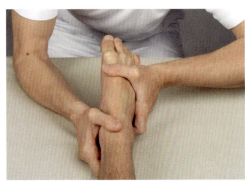

Test des Peroneus brevis und longus

Tipp
- Diese Muskeln sind die lateralen Stabilisatoren des Sprunggelenkes. Eine Schwäche wird häufig durch eine **Instabilität des distalen und proximalen Tibiofibulargelenkes** ausgelöst.

Nerval: N. peroneus L4, 5, S1

NL: *Anterior:* Symphysenunterrand
Posterior: Zwischen L5 und SIPS
NV: Eminentia frontalis
Meridian: Blase
SP: Bl 65
AP: KG 3
ZP: Bl 28 (**WE:** S2)
Organ: Blase
Nährstoffe/Heilmittel: Vitamin A, B_1-Komplex, Kalium und Blasenmittel

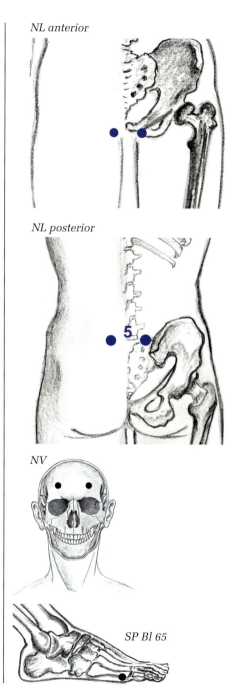

Peroneus tertius

Ursprung
Tertius: untere Hälfte des Vorderrandes der Fibula und Septum intermusculare.

Ansatz
Tertius: Metatarsale V und Metatarsalebasis IV. Cave: Nur die Sehne des Tertius verläuft vor dem Malleolus lateralis. Dieser Muskel ist genetisch häufig nicht angelegt.

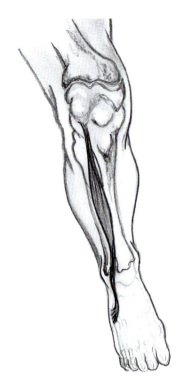

Peroneus tertius

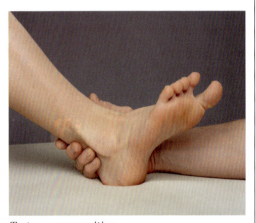

Testausgangsposition

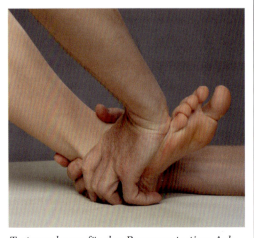

Testanordnung für den Peroneus tertius. Achtung vor punktuellem Kontakt an den Metatarsalia. Dies würde Schmerzen verursachen und evtl. eine Schwäche vortäuschen.

Funktion
Fußpronation und -extension. Stabilisierung des Fußes bereits beim Fersenaufsatz und Nachvornebringen des Gewichtes in der Gehphase.

Funktionsverlust
Adduktion des Fußes beim Gehen, starke Supination des Fußes während der Schwungphase des Beines.

Test
Den Vorfuß in maximale Extension und Pronation bringen. Die mediale Fixationshand umgreift weich den Calcaneus. Die laterale Testhand nimmt flächigen Kontakt dorsolateral über dem Fußrücken unter sorgfältiger Aussparung des Sedierungspunktes Bl 65 am äußeren Fußrand. Der Patient „zieht den Fußaußenrand nach oben" in Extension und Pronation.
Testvektor: geht bogenförmig in Richtung Flexion und Supination.

Tipp
- Eine Schwäche der Peronei wird durch lauten Vorfußaufsatz hörbar („Steppergang").
- Eine Ursache für schwache Peronei liegt in einer Läsion des proximalen und distalen Tibiofibulargelenkes, die häufig nach einem Supinationstrauma des Sprunggelenkes auftritt. Eine Kompression mit Tape um das Caput fibulae und/oder um die distale Syndesmose stärkt die Peronei.

Nerval: N. peroneus L4, 5, S1
NL: *Anterior:* Symphysenunterrand
   Posterior: Zwischen L5 und SIPS
NV: Eminentia frontalis.
Meridian: Blase
SP: Bl 65
AP: KG 3
ZP: Bl 28 (**WE:** S2)
Organ: Blase

Nährstoffe/Heilmittel: Vitamin A, B_1-Komplex, Kalium und Blasenmittel

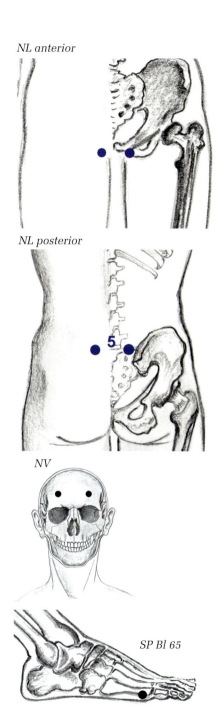

NL anterior

NL posterior

NV

SP Bl 65

Piriformis – Hüftgelenksaußenrotatoren

An dieser Stelle wird stellvertretend für alle Hüftgelenksaußenrotatoren (Obturator externus, Gemelli …) die im Muskeltest selbst nicht voneinander zu isolieren sind, der M. piriformis detailliert beschrieben.

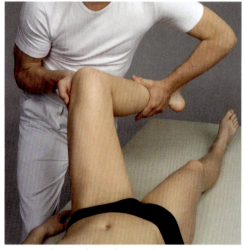

Testung des ipsilateralen Piriformis

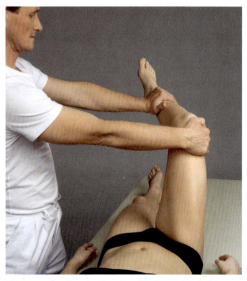

Testung des kontrateralen Piriformis. Achte auf die exakte Einhaltung der Rotationsebene.

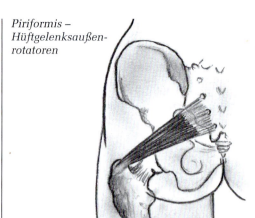

Piriformis – Hüftgelenksaußenrotatoren

Ursprung
Ventralseite des Sacrum zwischen und lateral der Foramina S II–IV, SIG-Kapsel, Begrenzung des Foramen ischiadicum, Lig. sacrotuberale.

Ansatz
Am Oberrand des Trochanter major.

Funktion
Bis 90° Hüftflexion Außenrotation und Abduktion. Cave: Über 90° Flexion Innenrotation, stabilisiert das SIG, verhindert die Femurinnenrotation beim Gang und stabilisiert den Femurkopf im Azetabulum. Er hilft bei der Extension.

Funktionsverlust
Innenrotation des Femurs, besonders in der Schwungphase des Schrittes.

Reaktive Muster
Mit dem contralateralen Splenius capitis, Pubococcygeus, den Antagonisten.

Test
Ist in Rücken-, Bauchlage und im Sitzen sehr gut möglich.

Test in Rückenlage: Das im Knie um 90° flektierte Bein wird im Hüftgelenk vollständig außenrotiert (Unterschenkel kommt nach medial), ca. 30° abduziert und 80° flektiert. Es sind beide Hände in den Test aktiv involviert. Eine

Hand liegt lateral am Knie. Die andere Hand nimmt weichen Kontakt von medial am distalen Unterschenkel. Der Patient drückt „das Knie nach außen und den Knöchel nach innen" in Abduktion und Außenrotation der Hüfte.
Testvektor: geht in Adduktion und Innenrotation.

Test in Bauchlage: Das im Knie 90° gebeugte Bein wird 20° abduziert und vollständig außenrotiert, wobei der Unterschenkel so weit wie möglich nach medial kommt. Die Stabilisation erfolgt lateral am Knie oder am gegenüberliegenden Oberschenkel. Die Testhand liegt knapp medial, cranial des Malleolus medialis. Der Patient drückt „nach innen zum anderen Bein!"
Testvektor: geht nach lateral in Innenrotation.

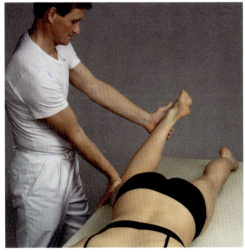

Piriformistest in Bauchlage mit genauer Rotationsebene und flächigem Kontakt oberhalb des Malleolus medialis

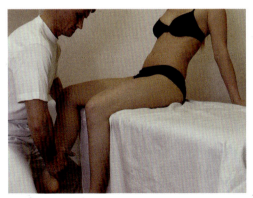

Piriformistest im Sitzen

Test im Sitzen: Der Patient hält sich an der dorsalen Tischhinterkante fest, wodurch garantiert ist, dass keine Knieflexion über 90° erfolgt. Vollständige Außenrotation im Hüftgelenk. Eine Hand von lateral an das etwa 90° flektierte Kniegelenk. Die Testhand nimmt breiten, weichen Kontakt medial am distalen Unterschenkel. Der Patient drückt „den Knöchel zum anderen Bein!"
Testvektor: geht nach lateral in Innenrotation.

Tipp

- Der Piriformis ist ein häufig falsch getesteter Muskel, weil sich seine Funktion als Außenrotator bei mehr als 90° Hüftflexion umkehrt. Daher muss sich der Patient im Sitzen an der hinteren Tischkante festhalten, weil er sonst beim Testen zusehen und damit die erlaubte Hüftflexion überschreiten würde.
- Nicht klammern am Unterschenkel, weil hier eine Reunionszone von Akupunkturmeridianen liegt.
- Bei starkem Piriformis, aber Verdacht auf Imbrication oder Discusläsion der LWS, kann der Patient durch Zug über die Arme den Anpressdruck auf die Bandscheiben und Intervertebralgelenke L5/S1 erhöhen.
- Bei einseitiger Schwäche ist zuerst immer eine postisometrische Dehnung des gegenüberliegenden, oft verkürzten Piriformis durchzuführen.
- Ein hypertoner und verkürzter Piriformis kann hartnäckige Lumboischialgien mit Nervenbedrängung, typisch im Sitzen auslösen. Die Untersuchung in Bauchlage ergibt eine deutliche Differenz in der passiven Innen-

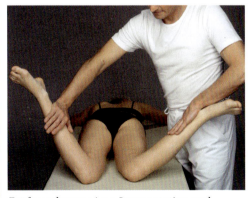

Prüfung der passiven Innenrotation und Dehnungsfähigkeit der Piriformi im Seitenvergleich mit deutlicher Verkürzung links

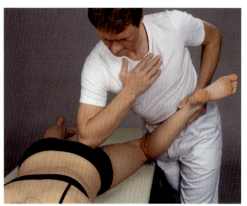

Faszientherapie (Rolfing) des Piriformis in Bauchlage und in gedehnter Stellung des Muskels

rotation der Hüftgelenke und eine vermehrte Druckschmerzhaftigkeit des betroffenen Piriformis.
- Typisch sind die chronischen SIG-Beschwerden auf Grund einer hormonell bedingten Piriformisschwäche in der Prä- und Perimenopause.

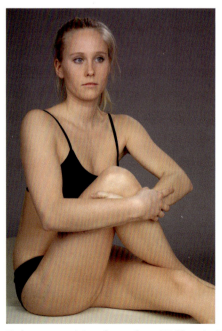

Dehnungsposition des rechten Piriformis. Das rechte Knie zur linken Schulter ziehen. Durch Betonung der LWS-Lordose wird die Dehnwirkung verstärkt.

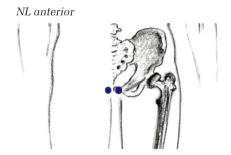

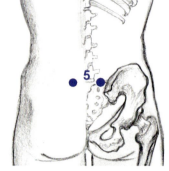

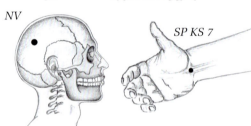

Nerv: L5, S1, 2
NL: *Anterior:* 1 QF lateral am Symphyseoberrand
Posterior: Zwischen L5 und SIPS
NV: Eminentia parietalis
Meridian: Kreislauf/Sexualität (KS)
SP: KS 7
AP: KS 1, Ni 11
ZP: Bl 14 (**WE:** Th4)
Organ: Reproduktionsorgane
Nährstoffe: Vitamin A und E, B_3, Zink und prinzipiell die Co-Faktoren der Steroidhormon-Synthese, gonadotrope Organextrakte, Homöopathika und Phytotherapeutika

Bilaterale Schwäche ist Zeichen einer erheblichen **Störung der Beckenorgane** oder einer **massiven strukturellen Läsion des gesamten Beckens.**

Popliteus

Ursprung
Epicondylus lateralis femoris, Kniegelenkskapsel, lateraler Meniskus und am Fibulaköpfchen.

Ansatz
Mediale Dorsalfläche der Tibia, cranial der Linea musculi solei.

Funktion
Innenrotation des Unterschenkels. Bei fixierter Tibia Außenrotation des Femurs. Dorsaler muskulärer Kniegelenksstabilisator. Die Flexionswirkung im Knie hängt vom Extensionsgrad ab. Stabilisator des Kniegelenks. Hebt die Schlussrotation der Femurcondylen am Beginn der Flexion auf. Justierung des Außenmeniskus in Flexion. Schützt beim Aufsetzen des Beines vor Hyperextension des Kniegelenkes und hilft damit beim Abfedern der Stoßbelastungen.

Funktionsverlust
Hyperextension der Kniegelenke.

Reaktive Muster
Gastrocnemius, laterale Hamstrings.

Test
Prinzipiell in jeder Lage möglich.
Das Kniegelenk wird immer 90° flektiert und der Unterschenkel vollständig innenrotiert und

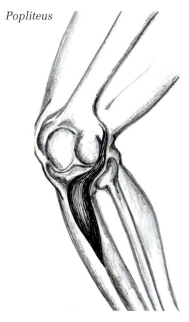

Popliteus

im Sprunggelenk dorsalflektiert. Die Fixationshand hält weich von dorsolateral den Malleolus lateralis und den Calcaneus. Die Testhand nimmt medial im Mittel- und Vorfußbereich Kontakt. Der Patient drückt „nach innen in die Testhand".

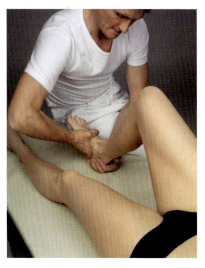

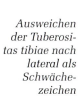

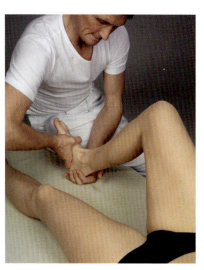

Piriformistest in Rückenlage: eindeutig starker Muskel.

Ausweichen der Tuberositas tibiae nach lateral als Schwächezeichen

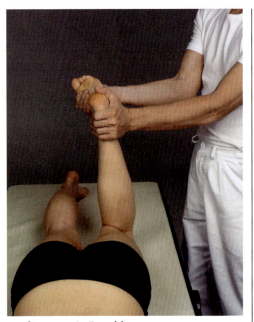

Popliteustest in Bauchlage

Testvektor: geht nach lateral in Außenrotation des Kniegelenkes. Die Konzentration des Untersuchers gilt primär der stabilen Tibiaposition, die nicht nach lateral verlassen werden darf, erst sekundär der Testreaktion im Sprunggelenk.

Schwächezeichen

Die Tuberositas tibiae weicht nach lateral aus.

Tipp
- Bleibt die Tuberositas tibiae beim Test unverändert und der Popliteus testet schwach, dann sollte sofort anschließend der Tibialis posterior getestet werden, der meistens abgeschwächt ist.
- Im Test wird durch die maximale Dorsalflexion im Sprunggelenk die Rekrutierung des Tibialis posterior vermieden.
- Bei Schmerzen und/oder Sprunggelenksinstabilität ist die Testdurchführung meistens nicht möglich.
- Die Arthroskopienarben, besonders jene medial im Bereich des neurovasculären Punktes, sind eine häufige Ursache für postoperative Kniegelenksinstabilität.
- Nach Knieverletzungen, vor allem bei Hyperextension, lohnt sich die intramuskuläre Therapie der Faszienläsionen, Spindelzellstörungen etc.

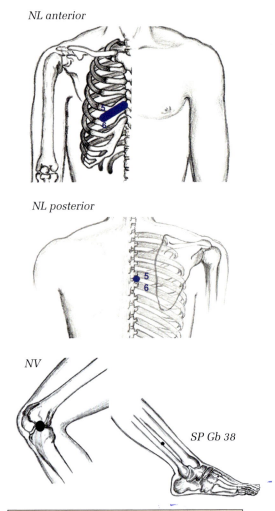

Nerv: N. tibialis L4, 5, S1
NL: *Anterior:* Nur rechts im 5. ICR parasternal bis Mamillarlinie
Posterior: Nur rechts paravertebral in Höhe Th5/6
NV: Medial über dem Kniegelenksspalt
Meridian: Gallenblase
SP: Gb 38
AP: Gb 24
ZP: Bl 19 (**WE:** Th10)
Organ: Gallenblase

Nährstoffe: Vitamin A und F (essentielle Fettsäuren), Leber-, Gallenmittel

Bilaterale Schwäche wird durch eine **Fixation der unteren HWS-Segmente** verursacht!

Pronator quadratus

Ursprung
Distales Ulnaviertel, medioventral.

Ansatz
Distales Radiusviertel, lateroventral (Radiusumschlingung).

Funktion
Pronation des Unterarms.

Synergist
Pronator teres.

Antagonist
Bizeps und Supinator.

Funktionsverlust
Der Arm hängt in verstärkter Supinationsstellung.

Test
Maximale Ellbogenflexion und vollständige Pronation, um den Synergisten, Pronator te-

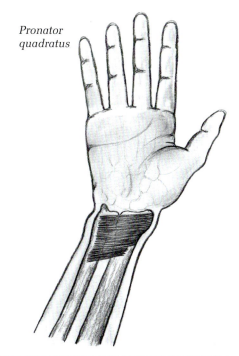

Pronator quadratus

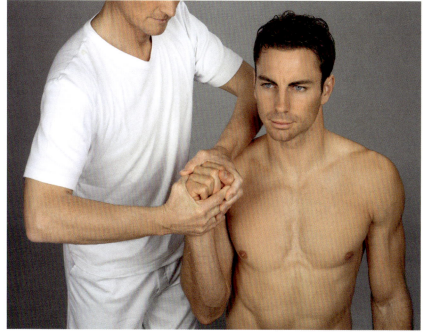

Test des Pronator quadratus

res, möglichst ineffizient werden zu lassen. Weicher beidhändiger Kontakt über die Faust. Beim Kontakt am distalen Unterarm ist eine therapeutische Kompression des distalen Radioulnargelenkes nicht zu vermeiden, weshalb einige Schwächen nicht erkannt werden.

Der Patient rotiert „nach außen" in Pronation. Testvektor: geht „nach innen", in Supination.

Tipp

- Dieser Muskel ist für die muskuläre Fixation des distalen Radioulnargelenkes verantwortlich. Bei Schwäche divergieren Radius und Ulna mit Engpassproblemen im Carpaltunnel.
- Stürze als einmaliges Distorsionstrauma oder chronische, das Handgelenk erschütternde und komprimierende Tätigkeiten führen zur Überlastung des Pronator quadratus mit Schwäche. Ein Kompressionstape oder manuelle Kompression des distalen Radioulnargelenkes bzw. der Handwurzelknochen stärkt meistens den abgeschwächten Pronator quadratus.

NL anterior

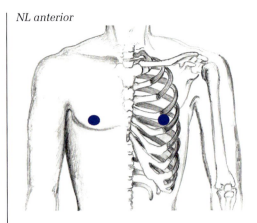

NL posterior

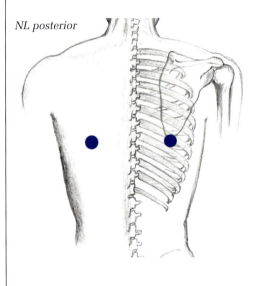

NV

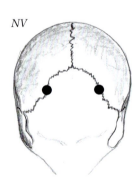

SP Ma 45

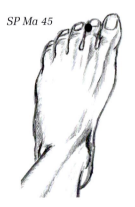

Nerv: N. medianus C7, 8, Th1
NL: *Anterior:* Brustwarzenbereich im 4. ICR.
Posterior: Distal des caudalen Scapulawinkels
NV: In der Mitte der Sutura lambdoidalis
Meridian: Magen
SP: Ma 45
AP: KG 12
ZP: Bl 21 (**WE:** Th12)
Organ: Magen
Nährstoffe/Heilmittel: Supplemente für aerobe/anaerobe Dysfunktion: z.B. Calcium. Der Autor hat sehr gute Erfahrungen mit Zink gemacht.

Pronator teres

Ursprung
Oberhalb des Epicondylus medialis humeri, der humerale Anteil und Processus coronoideus Ulnae, der ulnare Anteil.

Ansatz
Mittleres Drittel der Ulnarfläche des Radius.

Funktion
Pronation des Unterarms und Flexion im Ellbogengelenk.

Synergisten
Pronator quadratus, Brachioradialis.

Antagonist
Supinator, Bizeps.

Funktionsverlust
Der Arm kann in vermehrter Supination hängen.

Test
Der Arm soll neben dem Rumpf in Adduktion fixiert werden. Ellbogen in 45° Flexion und vollständige Pronation. Testvektor mit weichem, beidhändigem Kontakt über die Faust oder bei Schmerzen im Handgelenk am distalen Unterarm in Richtung Supination.
Der Patient drückt „nach innen" weiter in Pronation.
Testvektor: geht „nach außen" in Supination.

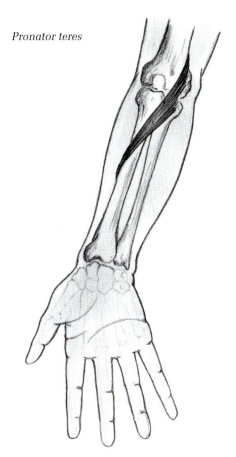

Pronator teres

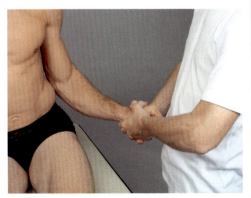

Pronator-teres-Test

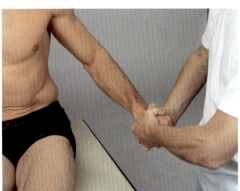

Schwäche des Pronator durch das Ausweichen des Ellbogens nach lateral

Schwächezeichen
Der Arm weicht nach lateral in Abduktion aus, um Synergisten zu rekrutieren.

Tipp
- Es ist dies der wichtigste Testmuskel bei allen Ellbogenproblemen. Er stabilisiert das proximale Radioulnargelenk muskulär.
- Es sind beim Tennisellbogen, beim Golferellbogen und bei überlastungsbedingten Ellbogenschmerzen fast immer lokale Muskelprobleme zu palpieren.
- Bei chronischen, therapieresistenten Ellbogenschmerzen mit gleichzeitiger allergischer Disposition soll immer auch an den wichtigen Co-Faktor Zink gedacht werden.

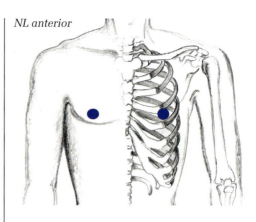

NL anterior

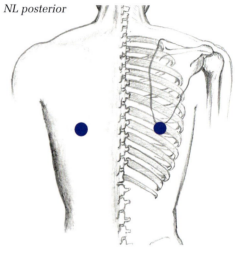

NL posterior

Nerv: N. medianus C6, 7
NL: *Anterior:* Brustwarzenbereich im 4. ICR.
Posterior: Distal des caudalen Scapulawinkels
NV: In der Mitte der Sutura lambdoidalis
Meridian: Magen
SP: Ma 45
AP: KG 12
ZP: Bl 21 **(WE:** Th12)
Organ: Magen

Nährstoffe/Heilmittel: Supplemente für aerobe/anaerobe Dysfunktion: z.B. Calcium. Der Autor hat sehr gute Erfahrungen mit Zink gemacht.

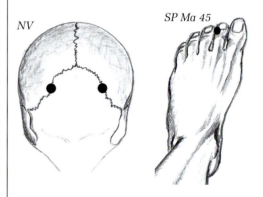

NV   *SP Ma 45*

Psoas

Ursprung
Querfortsätze, Wirbelkörper und Bandscheiben Th12–L5

Ansatz
Trochanter minor.

Funktion
Anteflexion in der Hüfte, Außenrotation und Adduktion. Stabilisator des SIG.

Reaktive Muster
Diaphragma (Atmung), Psoas.

Test
Rückenlage des Patienten. Besonders bei diesem Test ist es wichtig, die Untersuchungsliege tiefer bis auf Kniehöhe abzusenken. Das gestreckte, in der Hüfte maximal außenrotierte Bein in ca. 40° Abduktion und Flexion bringen, wobei das angestellte Bein des Untersuchers als Ablage bis zum Testbeginn dienen kann. Die Testhand nimmt nur bei Kniebeschwerden oder schwächeren Patienten Kontakt knapp oberhalb des Knies, bei starken Patienten ohne Knieprobleme knapp cranial des Knöchels. Das Becken wird mit der gestreckten Hand und weichem Kontakt am gegenüberliegenden Darmbein zur Unterlage fixiert. Der Untersucher soll sich weit genug über den Patienten beugen, damit er mit gestreckten Armen arbeiten kann. Der Patient drückt in einem dreidimensionalen Vektor bogenförmig „nach oben, innen" in Richtung Adduktion und Flexion.
Testvektor: bogenförmig „nach außen, unten" in Richtung Abduktion und Extension.

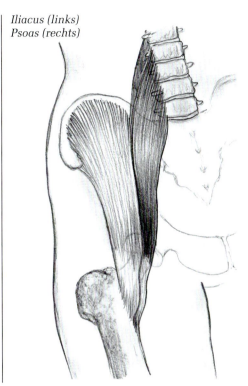

Iliacus (links)
Psoas (rechts)

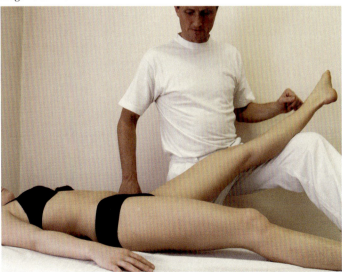

Psoastest in Rückenlage – Ausgangsposition beim Schmerzpatient

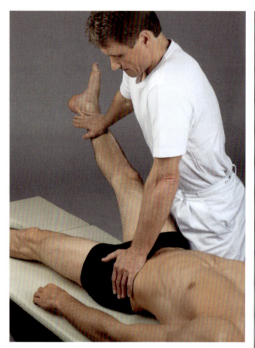

Psoastest in Rückenlage

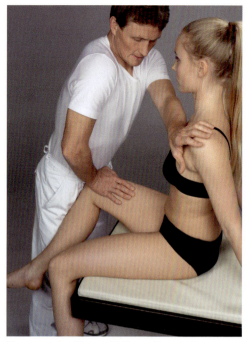

Psoastest im Sitzen: Vollständige Außenrotation im Hüftgelenk. Der Untersucher fixiert mit einer Hand ventral die gegenüberliegende Schulter und legt die Testhand von medial oben in den Bereich des Vastus medialis. Der Patient drückt „zur gegenüberliegenden Schulter", in Flexion.
Testvektor: geht bogenförmig nach kaudal und lateral.

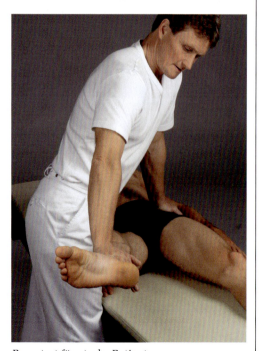

Psoastest für starke Patienten

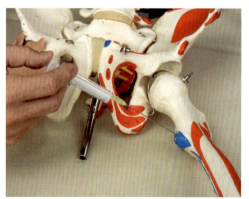

Infiltration des Iliopsoasansatzes am Trochanter minor

88

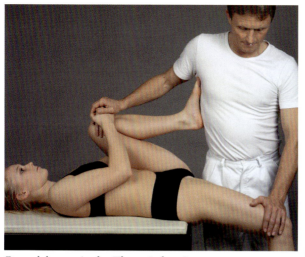

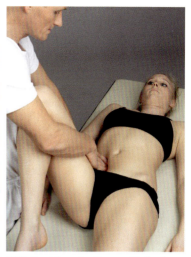

Psoasdehnung in der Thoma'schen Lagerung

Tipp

- Die Testvektoren stimmen automatisch besser, wenn der Untersucher sich weit über den Patienten lehnt (Untersuchungstisch sollte tief genug eingestellt sein) und zu Testbeginn den Rumpf zum Patienten dreht.
- Ein Kontakt am Sprunggelenk muss vermieden werden, denn eine Talus-medial-Fehlstellung führt typischerweise zur Psoasschwächung. Ein fälschlicher Kontakt am medialen Talushals wäre ein idealer statischer Challenge in die Therapierichtung mit sofortiger Psoaskräftigung.
- Die meisten Leistenbeschwerden der Ballsportler sind Psoasdysfunktionen, die mit den lokalen Muskeltechniken und den 5 Faktoren des IVF erfolgreich behandelbar sind.
- Chronische Irritationen am Trochanter-minor-Ansatz sprechen gut auf eine Infiltration mit Neuraltherapeutika an.
- Keine Dorsalflexion im Sprunggelenk zulassen, um nicht über die Aktivierung von Muskelketten (Tibialis anterior und Extensor hallucis longus) eine Schwäche zu maskieren.
- Idealer Kennmuskel bei fraglicher Discusproblematik oder Imbrication L2/3/4.
- Vorsicht mit dem Psoastest bei akuten Lumbagopatienten. Diese können oftmals das gestreckte Bein nicht einmal von der Liege abheben. Die FMD-Untersuchung der LWS erfolgt dann mit dem Rectus femoris oder mit den Hamstrings und TL/CH.
- Im Shock-Absorber-Test nützt man die hohe Sensibilität des Psoas, um mit Schwäche auf Subluxationen der Sprunggelenksknochen zu reagieren. Mit der Faust wird die Fußsohle mit Aussparung der Region Ni 1 (Sedierungspunkt) mit 3–5 kg beklopft und anschließend der Psoas getestet.

SCS-Position des Psoas: Tiefenkontakt von lateral der Rectusscheide zum größten Druckschmerzbereich im Muskel (meist Höhe L3–4). Passive Flexion und Rotation des Hüftgelenkes bis die optimale Druckschmerzreduktion erreicht wird. Dabei hält der Patient die Luft in Inspiration an und abschließendes passives Ausstrecken des Beines in die Ausgangsposition.

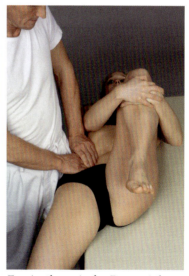

Fascientherapie des Psoas: tiefe Längsfriktion in craniocaudaler Richtung in gedehnter Psoasposition – das Bein über den Bettrand hängen lassen.

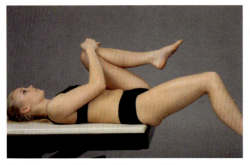

Position zum Test auf Psoasverkürzung. Im Bild rechter Psoas verkürzt

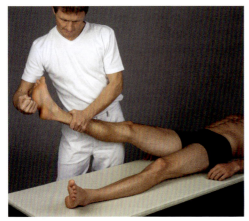

Psoas-Shock-Absorber-Test

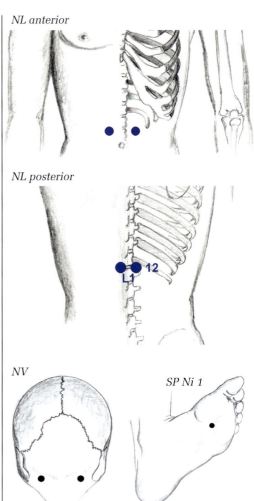

NL anterior

NL posterior

NV

SP Ni 1

Nerv: L1–4
NL: Anterior: 2 QF lateral und 2 QF cranial des Nabels
Posterior: Paravertebral Höhe Th12/L1
NV: Squama des Occiputs ca. 2 QF lateral der Protuberantia occipitalis externa
Meridian: Niere
SP: Ni 1
AP: Gb 25 (Spitze 12. Rippe)
ZP: Bl 23 (**WE:** L2)
Organ: Niere
Nährstoffe: Wasser, Vitamin A, E, Nierenmittel
Bilaterale Schwäche ist in 90 % Folge einer Fixation vom Occiput auf C1.

Quadratus lumborum

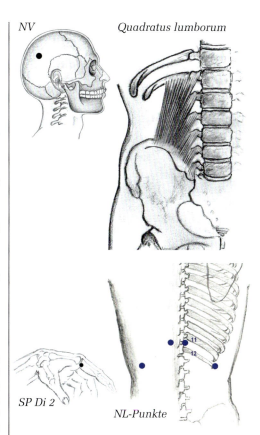

Ursprung
Posteriore Fläche der Spina iliaca und Lig. iliolumbale.
Ansatz
An den Processi transversi L1–L4 und der Unterseite der 12. Rippe.
Funktion
Hebt das Becken bei fixiertem Brustkorb und Lateralflexion der LWS bei fixiertem Becken.
Funktionsverlust
Retraktion und Lateralflexion der LWS zur Gegenseite.
Reaktive Muster
Gluteus maximus, Hamstrings.
Test
Patient in Rückenlage in Lateralflexion des Rumpfes (C-Form). Der Therapeut steht an der konvexen Seite und hält sich mit einer Hand als Hypomochlion in Hüfthöhe des Patienten am Tisch fest, die Testhand umgreift unterhalb die Beine. Der Patient fixiert diese Position durch Festhalten am Tisch und drückt „in der Tischebene weg vom Untersucher" in Verstärkung der C-Form.
Testvektor: Der Untersucher zieht in der Tischebene zu sich in „Begradigung der C-Form".

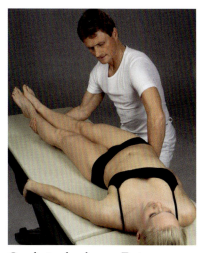

Quadratus-lumborum-Test

Tipp
- Bei Schwäche und vor allem bei allen akuten Lumbalgieattacken muss mit genauer Palpation nach intramuskulären Läsionen gesucht werden.
- Häufig ist er verkürzt in Folge Faszien- oder Triggerpunktläsionen und verursacht dadurch eine lumbale Imbrication der Intervertebralgelenke.
- Oft einseitig schwach bei Skoliose.

Nerv: Th12–L3
NL: *Anterior:* Ende der 12. Rippe
  Posterior: über dem Processus transversus von Th11
NV: Eminentia parietalis
Meridian: Dickdarm
SP: Di 2
AP: Ma 25
ZP: Bl 25 (**WE:** L5)
Organ: Appendix
Nährstoffe/Heilmittel: Vit. A, C, E

Rectus femoris

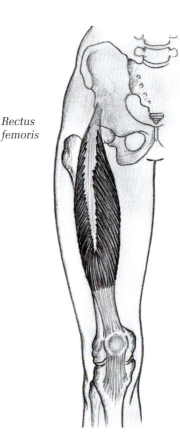

Rectus femoris

Für alle internistischen Differentialdiagnosen, die nur irgendetwas mit der Dünndarmfunktion zu tun haben, wird der **Rectus femoris** getestet. Außerdem ist er mit Abstand auch der beliebteste Indikatormuskel in der FMD, weil auf Grund seiner Kraft die Sedierung sehr deutlich wahrzunehmen ist und der Patient beide Hände für die TLs und etwaige Challenges frei hat.

Ursprung
Spina iliaca anterior inferior, Oberrand des Acetabulums und der Hüftgelenkskapsel.

Ansatz
Oberrand der Patella durch das Lig. patellae bis zur Tuberositas tibiae.

Funktion
Beugung im Hüftgelenk und Streckung im Kniegelenk.

Funktionsverlust
Niedriges Becken auf der Seite der Schwäche durch posteriore Rotation des Iliums, eventuell kurzer Schritt. Schwierigkeiten beim Treppensteigen, Aufstehen und Hinsetzen: Der Körper wird nach vorn gebeugt, die Arme zum Abstützen verwendet.

Reaktive Muster
Rectus abdominis, Sartorius, Gastrocnemius, Popliteus.

Test
Ist bequem in Rückenlage und gut im Sitzen testbar. In Rückenlage ideal, weil der Patient selbst mit den freien Händen die TL zum Sedierungspunkt Dü 8 machen kann. Das Bein wird in der Hüfte und im Knie 90° gebeugt. Der Untersucher soll beim etwas kräf-

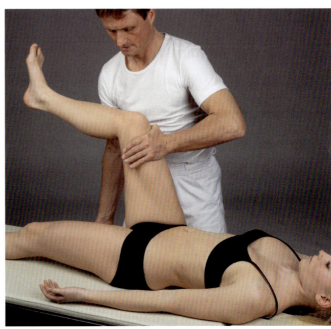

Rectustest in Rückenlage

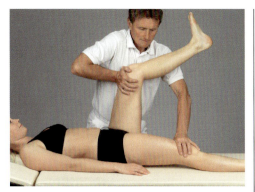

Ergonomischer Rectustest mit dem Einsatz des Oberkörpergewichtes

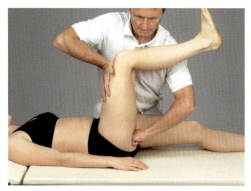

Die Faust am Drehpunkt verhindert das Rutschen auf der Unterlage.

tigeren Patienten eine dementsprechende Vorspannung des gesamten Rumpfes aufbauen und kann sich dafür mit der Fixationshand an der Untersuchungsliege oder dorsal in Höhe Tuber ischiadicum am Drehpunkt des Gelenkes festhalten. Die Testhand kommt knapp proximal der Patella flächig auf den distalen Oberschenkel. Bevor die Anweisung „Ziehen Sie fest das Knie zum Kinn hoch" an den Patienten erfolgt, sollte die besagte Vorspannung bereits aufgebaut sein.

Testvektor: geht bogenförmig nach caudal in Hüftextension.

Test im Sitzen

90° Knieflexion. Stabilisationshand fixiert ventral die gleichseitige Schulter.
Die Untersuchungsliege so tief einstellen, das die Testhand gestreckt am distalen Oberschenkel aufliegt. Patient „drückt zur gleichen Schulter hoch" in Flexion.
Testvektor: geht bogenförmig nach caudal in Extension des Hüftgelenkes.

Tipp

- Durch geringe Hüftbeugung und tiefe Untersuchungsliege kann auch der schwache Untersucher durch das Anhalten der im Ellbogen gestreckten Arme am gleichseitigen Bettrand den Maximalkrafttest am Rectus durchführen.
- Eine Dorsalflexion des Sprunggelenkes aktiviert (über Tibialis anterior und Extensor hallucis longus) Muskelschleifen, die eine Schwäche des Rectus femoris maskieren können.
- **Einseitige Schwäche** des Rectus femoris ist oft die Folge des Subluxationsbefundes am SIG: „Catgegory II – posteriores Ilium".

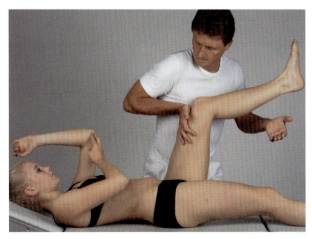

Rectustest mit TL zum Sedierungspunkt Dü 8

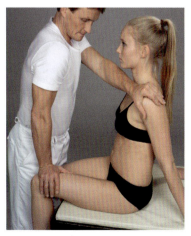

Rectustest im Sitzen

Alternierender Test in Rückenlage besonders **bei Kniegelenksproblemen** (*Dies ist ein Gruppentest für alle Vastusanteile und den Rectus femoris*): Das zweite Bein wird etwa 70° flektiert und die craniale Hand des Untersuchers wird auf die Patella platziert. Beide dienen als Hypomochlion. Das zu untersuchende Bein kommt auf den Unterarm und nun werden verschiedene Knieflexionswinkel (z.B. für die Fragestellung Chondropathia patellae) eingestellt. Manchmal ist es bei asthenischen Patienten notwendig, einen Polster zwischen Unterarm und Kniekehle zu platzieren. Die Testhand kommt ventral auf das untere Schienbeindrittel. Für den Untersucher ist es günstig, sich an der Tischunterkante mit den Oberschenkeln abzustützen, weil sonst die Gefahr besteht, den Bodenkontakt zu verlieren. Patient drückt „gegen die Testhand nach oben" in Extension.
Testvektor: geht bogenförmig „zum Tisch" in Richtung Flexion.
Diese Testanordnung ist zur Diagnose von reaktivem Muster zum Hamstring gut geeignet.
Bei fraglicher **Chondropathie** eignet sich der von Hans Garten beschriebene Test ebenfalls sehr gut. Zuerst soll im Sitzen oder Liegen bei 30° Kniebeugung der Standardtest für alle Quadricepsanteile durchgeführt werden. Anschließend in Rückenlage bei vollständiger Kniestreckung und nur 45° Hüftflexion wiederholt werden. Die Stabilisationshand fixiert die gegenüberliegende SIAS auf die Unterlage. Die

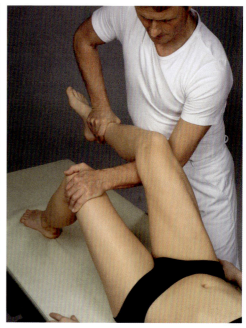

Gruppentest aller Quadrizepsanteile

Testhand kommt von ventral auf den distalen Unterschenkel. Der Patient drückt „nach oben gegen die Testhand" weiter in Hüftflexion.
Testvektor: geht in Richtung Hüftextension.
Dieser Test hat nur dann eine Aussagekraft fürs Knie, wenn keine Beckenfehler und keine LWS-Läsionen vorhanden sind.

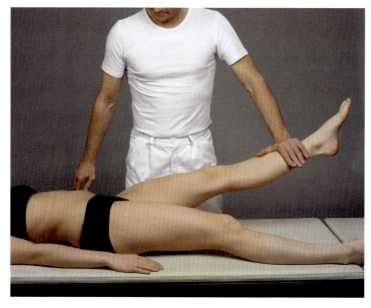

Rectustest in Rückenlage für die Testung der Kniefunktion. Die Stabilisationshand soll das contralaterale Ilium zum Tisch fixieren (fehlt hier im Bild!).

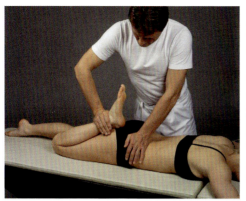

Dehnung des rechten Rectus femoris in Bauchlagen. Dies ist zugleich der Verkürzungstest.

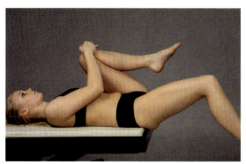

Verkürzung des rechten Rectus femoris (und Psoas) in der Thoma'schen Lagerung sichtbar

Tipp

- Im Leistungssport sind verkürzte Recti häufige Ursache für eine Hamstringsschwäche. Die Ferse sollte in Bauchlage normalerweise den Gluteus maximus berühren. Durch Fixation des Beckens zur Liege wird eine kompensatorische Hüftbeugung verhindert. Regelmäßige Dehnung der Recti unmittelbar vor der Hamstringskräftigung hilft langfristig, die Dysbalance und damit die lästigen Hamstringsläsionen aufzuheben.

NL anterior

NL posterior

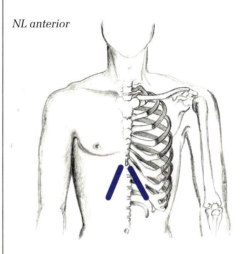

Nerv: N. femoralis L2, 3, 4
NL: *Anterior:* Rippenbogenrand vom Sternum bis ca. 11. Rippe
Posterior: Paravertebral in Höhe Th8–Th11
NV: Eminentia parietalis
Meridian: Dünndarm
SP: Dü 8
AP: KG 4
ZP: Bl 27 **(WE:** S1)
Organ: Dünndarm
Nährstoffe: Vit.-B-Komplex, Vitamin D, Calcium, CoQ10, vor allem diverse Probiotica

Bilaterale Schwäche ist ein typischer Befund bei dünndarmbezogenen **Allergien und Dysbiosen,** besonders auch bei Candidabefall.

NV *SP Dü 8*

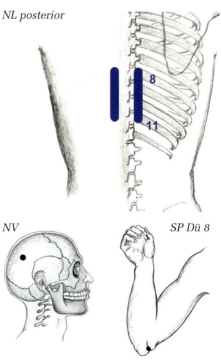

Rhomboidei

Ursprung
Rhomboideus minor: Processi spinosi C7, Th1.
Rhomboideus major: Th2–5.

Ansatz
Margo medialis scapulae.

Funktion
Zieht das Schulterblatt nach medial und cranial und ist damit direkter Gegenspieler des Serratus anterior.

Funktionsverlust
Protraktion der Schulter. Mangelnde Stabilisierung der Scapula zwischen 40° und 120° Abduktion Scapulae alatae/Flügelschultern.

Reaktive Muster
Deltoideus, Serratus anterior, Supraspinatus.

Test
Test im Sitzen: 90° Ellbogenflexion und das Schulterblatt wird völlig zur Wirbelsäule nach hinten oben angenähert und so weit abgesenkt, dass der Ellbogen die Crista iliaca berührt. Schulter in völliger Außenrotation. Der Untersucher steht lateral mit Blick auf die Scapula.

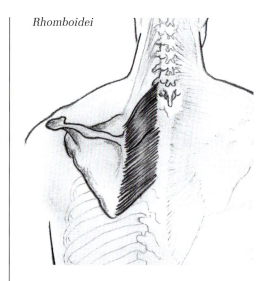

Rhomboidei

Stabilisationshand von cranial und lateral auf die Schulter legen. Weicher Kontakt medial am Ellbogen. Der Patient „zieht die Schulter nach hinten oben zur Wirbelsäule" in Adduktion und Extension.
Testvektor: geht bogenförmig nach lateral und leicht anterior.

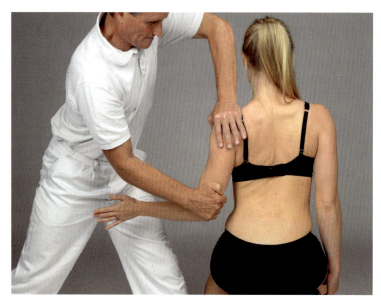

Rhomboidentest im Sitzen

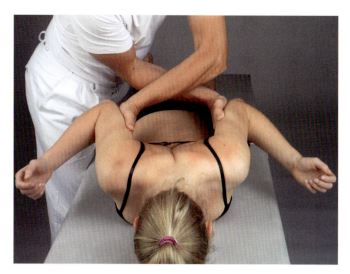

Bilateraler Rhomboideustest

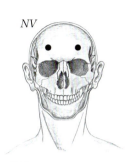
NV

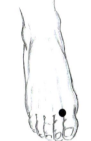
SP Le 2

Wichtig ist es dabei, den medialen Scapularand zu beobachten, der sich nicht bewegen sollte. Als Schwäche ist eine Lateralbewegung des medialen Scapularandes sowie eine Abhebung der Scapula vom Thorax zu bewerten.

Bilateraler Test in Bauchlage: Beide Schulterblätter werden maximal angenähert. Der Untersucher nimmt beidseitig weichen Kontakt medial am Ellbogen mit überkreuzten Unterarmen und. Der Patient „drückt die Ellbogen zusammen".
Testvektor: geht bogenförmig „auseinander" in Abduktion.

NL anterior

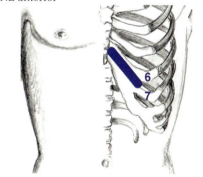

NL posterior

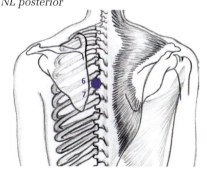

Nerv: N. dorsalis scapulae C4, 5
NL: *Anterior:* Nur links im 6. ICR bis Mamillarlinie
Posterior: Nur links parvertebral Th6, 7
NV: Eminentia frontalis
Meridian: Leber
SP: Le 2
AP: Le 14
ZP: Bl 18 **(WE:** Th9)
Organ: Leber

Nährstoffe/Heilmittel: Vitamin A, der gesamte B-Komplex, Cholin, schwefelhältige Aminosäuren, Leberextrakte und Phytotherapeutika

Sartorius

Ursprung
Spina iliaca anterior superior.

Ansatz
Pes anserinus, mediale Tibiafläche.

Funktion
Flexion im Hüft- und Kniegelenk. Außenrotation und Abduktion des Oberschenkels. Innenrotation der Tibia bei Knieflexion (Schneidersitzmuskel). Hält das Ilium anterior. Wichtiger medialer Kniegelenksstabilisator.

Sartorius

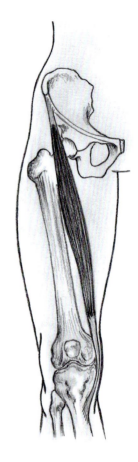

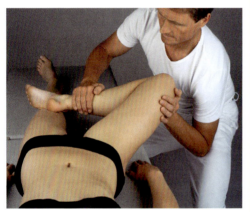
Sartorius-Testausgangsposition

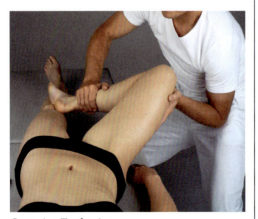
Sartorius-Testbeginn

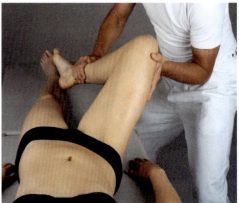
Sartorius-Testende

Funktionsverlust
Ilium posterior, Genu valgus.

Reaktive Muster
Tibialis anterior, Quadriceps, Antagonisten.

Test
Für den Test in Rückenlage ist es wichtig, die Untersuchungsliege auf Nabelniveau des stehenden Untersuchers zu bringen. Dann wird das zu testende Bein im Knie ca. 120° gebeugt, so dass es in Kniehöhe des anderen gestreckten Beines zu liegen kommt. Danach wird es völlig abduziert, soweit es die Dehnfähigkeit der Adduktoren ermöglicht. Die craniale Testhand nimmt lateral am Knie Kontakt, wobei der Unterarm nach oben zeigen soll. Dafür ist es notwendig, etwas in die Hocke zugehen. Die caudale Testhand liegt ohne zu klammern medial oberhalb des Knöchels. Nun soll einige Male dem Patienten passiv die dreidimensionale Testbewegung gezeigt werden. Abduktion und Flexion in der Hüfte mit gleichzeitiger Extension im Knie. Dies gelingt aus der beschriebenen Hocke automatisch, wenn beim Aufrichten des Rumpfes eine Drehbewegung durchgeführt wird. Durch Verspannung beider Schultern wird über beide Testarme derselbe Testdruck ausgeübt. Der Patient „drückt das Knie nach außen und zieht die Ferse zum Gesäß".

Testvektor: geht in Adduktion, Extension in der Hüfte mit gleichzeitiger Extension im Knie.

Tipp
- Einseitige Schwäche verursacht Cat II – Ilium posterior (häufig bei Stresspatienten) mit typischer Schmerzhaftigkeit des distalen Drittels im Muskel.
- Mangelnde mediale Kniestabilisierung. Genu valgus.

NL anterior

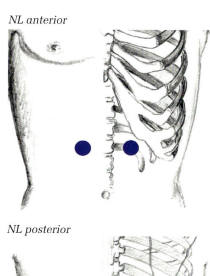

NL posterior

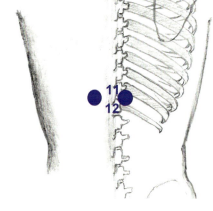

NV

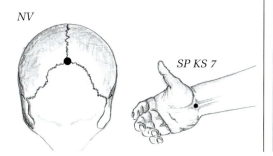

SP KS 7

Nerv: N. femoralis, L2, 3
NL: *Anterior:* 2QF lateral und 4QF cranial vom Nabel
Posterior: Paravertebral Th 11/12
NV: Lambda
Meridian: Kreislauf/Sexualität (KS)
SP: KS 7
AP: KS 1, Ni 11
ZP: Bl 14 **(WE:** Th4)
Organ: Nebenniere

Nährstoffe: Vitamin C, B_3, B_5, Mangan, Tyrosin, der gesamte Vit.-B-Komplex Ginseng, Nebennierenextrakte und Phytotherapeutika

Scaleni

Ursprung
Scalenus anterior: Tuberculum anterior der Processi transversi C2–C6.

Scalenus medius: Tuberculum posterius der Processi transversi C2–C7.

Scalenus posterior: Tuberculum posterior der Processi transversi C4–C6.

Scalenus minimus: Processus transversus C7 (C6).

Ansatz
Scalenus anterior: Craniale Fläche der 1. Rippe.
Scalenus medius: Oberrand der 1. Rippe.
Scalenus posterior: Lateralfläche der 2. und eventuell 3. Rippe.
Scalenus minimus: Pleurakuppe und 1. Rippe.

Funktion
Muskuläre Fixierung der Halswirbelsäule, einseitige Kontraktion ergibt gleichseitige Seitenneigung, Rotation zur Gegenseite und Anteflexion der HWS; beidseitige Kontraktion führt zur HWS-Flexion, Hebung der ersten und zweiten (dritten) Rippe und damit Teil der Inspirationshilfsmuskulatur.

Funktionsverlust
Abheben des Kopfes aus der Rückenlage ist schwer möglich, leichte Rotation des Kopfes und der HWS zur Gegenseite.

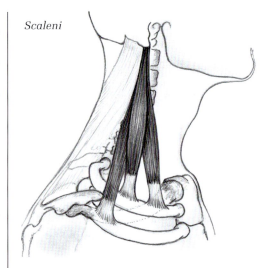

Scaleni

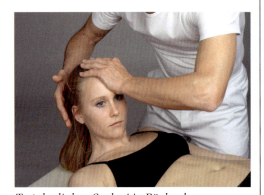

Test der linken Scaleni in Rückenlage

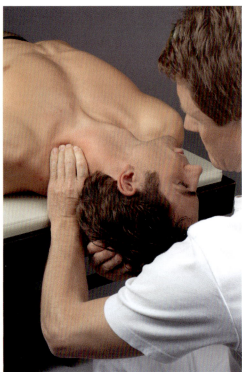

Faszientherapie der Scaleni in Dehnposition – Kopftieflage

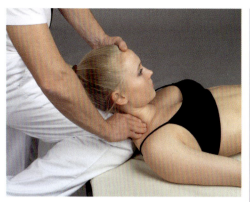

Palpation der Scaleni in Rückenlage: Passive Flexion der HWS entspannt die oberflächlichen Weichteile. Die Palpationsfinger verdrängen von lateral kommend den SCM nach ventral. Palpationsdruck zur HWS.

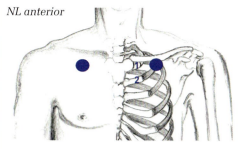

NL anterior

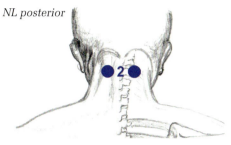

NL posterior

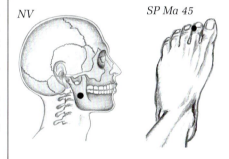

NV   *SP Ma 45*

Test

Bequem in Rückenlage, im Stehen oder Sitzen testbar. Maximale Anteflexion und etwa 10° Kopfrotation zur Gegenseite. Patient drückt „nach vorne" in die Flexion.
Testvektor: geht über weichen Kontakt an der Stirn bogenförmig in Extension der HWS.
Die Trennung von den restlichen Nackenflexoren ist durch den beschriebenen Test nicht möglich. Zur weiteren Differenzierung dient die Palpation.

Tipp

- Scaleni sollten keinesfalls sediert werden.
- Bei CMD-Patienten sind die Scaleni fast immer mitbetroffen. Daher sind die Palpation und die Behandlung notwendig.
- *Palpation:* Ipsilateralen SCM anspannen über 1. Rippe hinter den Ansatz des SCM, dort ist der Scalenus anterior, nach dorsal gehend Scalenuslücke auslassen, dann kommt Scalenus medius bzw. minimus Richtung dorsal der Scalenus posterior. **Beachte:** Plexus cervicalis dabei nicht irritieren.
- Triggerpunkte können Tennisellbogenbeschwerden und eine Styloiditis radii vortäuschen sowie HWS- und Schulterbeschwerden verursachen.

Nerv: Nn. Spinales C2–7
NL: *Anterior:* 1. ICR medioclaviculär
Posterior: Über Laminae von C2
NV: Ramus mandibulae
Meridian: Magen
SP: Ma 45
AP: KG 12
ZP: Bl 21 (**WE:** Th12)
Organ: Nasennebenhöhlen, Kopflymphaticum
Nährstoffe/Heilmittel: B_3, B_6, organisches Jod, pflanzliche und homöopathische Nebenhöhlen- und Drainagemittel

Serratus anterior

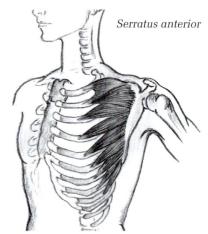
Serratus anterior

Ursprung
Lateralseite und Oberrand 1.–9. Rippe.

Ansatz
Gesamter Margo medialis scapulae thoraxseitig.

Funktion
Abduktion der Schulter. Die cranialen Fasern heben, die caudalen Fasern senken das Schulterblatt. Fixation der Scapula am Thorax.

Funktionsverlust
Beim Ausüben von nach posterior gerichteter Kraft auf die Schulter kommt es zur Scapula alata, ebenso bei stärker ausgeprägter Schwäche dieses Muskels bei Flexion und Abduktion des Armes. Schlenkerbewegung des Armes beim Heben und Senken.

Reaktive Muster
Rhomboidei, Pectoralis minor. Reaktive Muster sind mit allen Muskeln des Schultergürtels möglich.

Test
In allen Lagen möglich.
Test in Sitzen: Der gestreckte Arm wird in der Mitte zwischen Abduktion und Anteflexion seitlich zwischen 60 und 160° Flexion sowie 30 und 45° eingestellt. Eine Hand palpiert den Angulus inferior scapulae und drückt parallel zum Burstkorb gleichzeitig in Richtung der Wirbelsäule. Die Testhand nimmt flächig Kontakt am Unterarm und übt den Testdruck caudal und dorsal zur gleichseitigen Hüfte aus, bei Testung der oberen Serratusteile. Beim Test der unteren Serratusteile geht der Testvektor nach caudal und ventral zur gleichseitigen Hüfte. Entscheidend ist, ob die Scapula zum Thorax fixiert bleibt.
Der Testvektor soll sich immer zur gleichseitigen Hüfte orientieren.

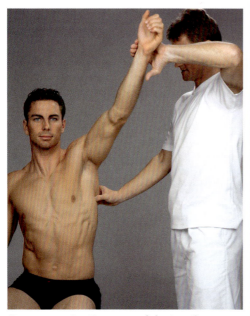
Serratustest im Sitzen, caudale Anteile

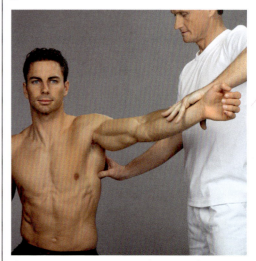
Serratustest im Sitzen, mittlere Anteile

Tipp
- Bei Lungenfunktionsstörungen ist der Test im Liegen deshalb ideal, weil der Untersucher die TL zum Sedierungspunkt während der Testung machen kann.

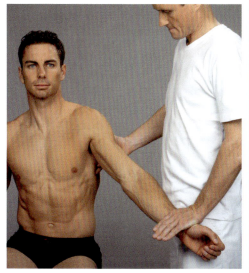

Serratustest im Sitzen – craniale Anteile, wobei der Supraspinatus mitgetestet wird

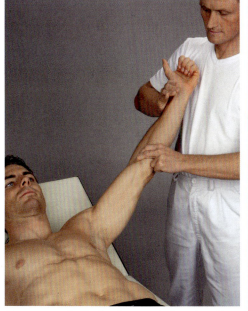

Serratustest in Rückenlage – mittlere Anteile mit gleichzeitiger TL zum Sedationspunkt Lu 5. Davor sollte die Stabilisation des Schulterblattes überprüft worden sein.

- Der Serratus ist ein guter Indikatormuskel für häufig vorkommende Fragestellungen, wie zum Beispiel Schuhausgleich bei Beckenschiefstand, alle zahnärztlichen Diagnosen etc.
- Jede Schulterverletzung hat intramuskuläre Störungen des Serratus anterior zur Folge. Dieser Muskel muss daher bei jeder Traumaanamnese mit TL und genauer Palpation aller

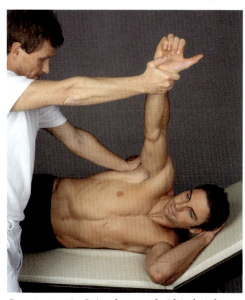

Serratustest in Seitenlage, wobei hierbei der beste Druck am Margo lateralis scapulae in Richtung Brustwirbelsäule mittels Thenarkontakt ausgeübt werden kann.

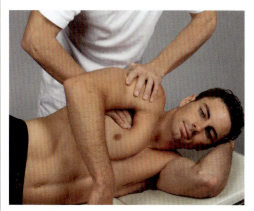

Serratusbehandlung in SCS-Position: Die Schulter wird bis zur bestmöglichen Schmerzreduktion nach ventral und medial gehalten.

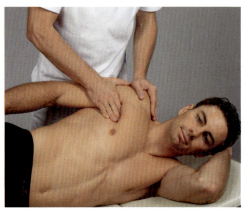

Serratusfascienbehandlung in gedehnter Position: Die Schulter wird nach dorsal zur BWS gedrückt.

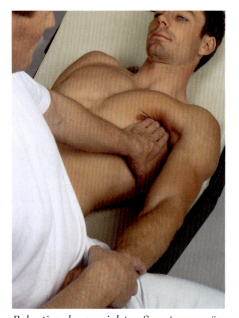

Palpation der cranialsten Serratusursprünge an den ersten drei Rippen. Genügend Reservehaut von caudal in die Achselfalte mitnehmen und anschließend Zug am passiven Arm nach caudal bringt die Finger in Kontakt mit den oberen Rippen.

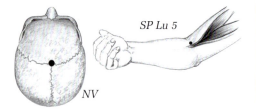

Ursprünge und Ansätze untersucht werden. Häufig sind Fascien-, SCS- und Ursprung-/Ansatzstörungen. Die manuelle Abhebung der Scapula vom Thorax löst die Verklebungen zwischen Subscapularis und Serratus anterior und stellt das scapulothorakale Gleiten wieder her.

- George Goodheart begann mit der Entwicklung seiner Lehre nach der Entdeckung der Kraftänderung beim Muskeltesten am Serratus anterior.

NL anterior

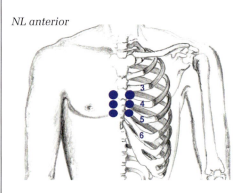

NL posterior

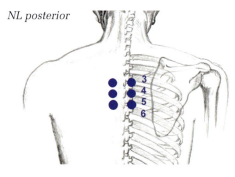

Nerv: Thoracicus longus C5, 6, 7
NL: *Anterior:* 3. 4. 5. ICR parasternal
Posterior: Laminae Th3, 4, 5, 6
NV: Bregma
Meridian: Lunge
SP: Lu 5
AP: Lu 1
ZP: Bl 13 (**WE:** Th3)
Organ: Lunge
Nährstoffe/Heimittel: Vitamin C, Wasser und Betakarotin

Sternocleidomastoideus (SCM)

Mit dem Trapezius ist dies der einzige Muskel, der die Innervation von peripher (C1, 2) und zentral (N. accesorius) erhält. Nach Goodheart ist dies vor allem für die fein abgestimmte Koordination des Kopfes beim Gehen (walking gait) notwendig. Der SCM hat jedoch noch sehr viel andere Funktionen, die weit über die lokale Wirkung am Kopf hinausgehen.

Ursprung
Laterale Hälfte der Linea nuchae, Occiput und Processus mastoideus.

Ansatz
Sternaler Anteil: Vorder- und craniale Fläche des Manubrium sterni.
Claviculärer Anteil: Claviculaoberrand, mediale Hälfte.

Funktion
Einseitige Kontraktion: Kopfrotation zur Gegenseite.

Einseitig mit oberem Trapezius: Annähern der Schulter zum Ohr, Kompensation von Skoliosen, Kompensation von Beinlängendifferenzen.

Beidseitige Kontraktion: Neigen des Kopfes nach vorne, Schutz des Kopfes und der HWS vor Peitschenschlag durch Extension der Kopfgelenke; Inspirationshilfe, Schluckhilfe.

Beidseitige Kontraktion mit oberem Trapezius: Kopffixierung beim Sprechen und Kauen, hilft bei der gesamten motorischen Koordination, bei der räumlichen Orientierung und beim Einhalten der parallelen Augenebene.

Sternocleidomastoideus (SCM)

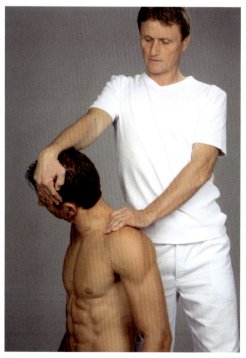

Test am sitzenden Patienten von dorsal mit gestrecktem Testarm

Funktionsverlust

Kopfneigung zur Gegenseite und Rotation zur abgeschwächten Seite.

Test

Der *Test im Sitzen* ist bei der Untersuchung von HWS-Syndromen (st. p. Peitschenschlag) mit schmerzhaft schwachem SCM der Liegendtestung vorzuziehen. Der Kopf hängt im Sitzen durch die Schwerkraft nach vorne, unten und muss nicht bei jedem Test aktiv unter Schmerzen von der Unterlage angehoben werden. Mit TL kann elegant bis zur idealen Kraftzunahme nach der Ursache gesucht werden.

Der Patient nähert den Kopf so weit wie möglich der Brust an und rotiert vollständig weg von der zu testenden Seite. Die Stabilisationshand stützt mit dem Unterarm dorsal die BWS und schützt mit der Handfläche den Kopf. Die Testhand nimmt weichen Kontakt am Os parietale, jedenfalls unter Aussparung des Kiefergelenkes am seitlichen Schädel. Der Patient drückt „zur gegenüberliegenden Hüfte" nach caudal.

Testvektor: geht bogenförmig nach cranial in Extension.

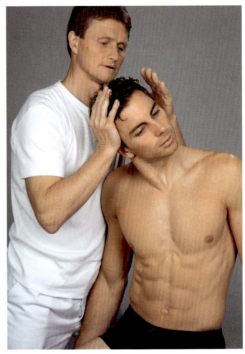

Test: sitzender Patient von lateral mit Abstützung des Oberkörpers durch den Untersucherarm dorsal.

In Rückenlage: Die Arme des Patienten werden über dem Kopf abgelegt, damit er nicht zu stark rekrutieren kann. Passive, vollständige Rotation der HWS weg von der Testseite. Anheben des Kopfes, bis die maximale Ante- und Lateralflexion der HWS erreicht ist. Die Stabilisationshand bleibt zum Schutz in Schädelnähe. Bei einer Schwäche des SCM kann der Kopf sofort abgefedert werden. Die Testhand wird weich über das Os parietale am seitlichen Schädel angelegt, sodass das Kiefergelenk ausgespart wird. Der Patient drückt „zur gegenüberliegenden Hüfte" nach caudal.

Testvektor: geht bogenförmig nach cranial in Extension.

Schwächezeichen

Beginnende Derotation in Richtung Neutralstellung, um die starken Nackenflexoren als Gruppe zu rekrutieren.

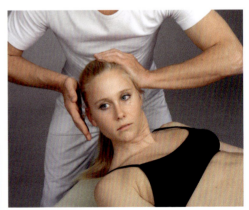

Test am liegenden Patienten mit Schutz durch die Stabilisationshand. Die Arme des Patienten besser hinter dem Kopf ablegen.

Tipp
- Der Muskel ist grundsätzlich bei myofaszialen Schmerzzuständen des Halses und Kopfes zu untersuchen und zu behandeln.
- Die häufigsten lokalen Ursachen für schwache SCM sind Ursprung-/Ansatzläsionen TPs, SCS und reaktive Muster zum gegenüberliegenden SCM. Als Ursache ist an Peitschenschlagtrauma, Lesen in halbseitlicher Position ... zu denken.
- Der SCM ist ein sehr wichtiger Muskel im Rahmen der Bisslagentestung.
- Es ist wegen der möglichen Gefährdung der HWS keine Sedierung des SCM üblich.
- Die eingehende Palpation ist unabdingbar bei der Untersuchung und Behandlung des SCM.

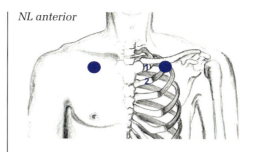

NL anterior

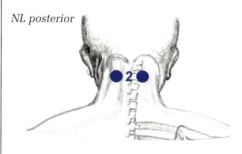

NL posterior

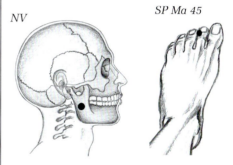

NV   SP Ma 45

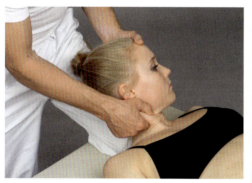

Zangengriffpalpation des SCM in Rückenlage: Der Kopf des Patienten wird aktiv von der Unterlage abgehoben. Dabei tritt der Umriss des SCM deutlich vor. Zwischen Zeigefinger und Daumen kann der SCM nun einfach palpiert werden.

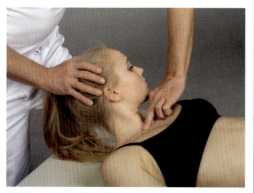

SCM-Ansatzbehandlung am Sternum und Clavicula in SCS-Position zur Schmerzreduktion

Nerv: Rami anteriores C2, 3, N. accesorius (XI)
NL: *Anterior:* 1. ICR medioclaviculär
     Posterior: Über Lamina C2
NV: Ramus mandibulae
Meridian: Magen
SP: Ma 45
AP: KG 12
ZP: Bl 21 (**WE:** Th12)
Organ: Nasennebenhöhlen, Kopflymphaticum
Nährstoffe/Heilmittel: B_3, B_6, organisches Jod, pflanzliche und homöopathische Nebenhöhlen- und Drainagemittel

Subclavius

Dieser kleine Muskel darf in seiner Wichtigkeit für den Schultergürtel nicht unterschätzt werden. Die Clavicula muss sich bei der maximalen Schulterinnenrotation und bei der 180°igen Schulterabduktion 30° um die Längsachse drehen. Diese Drehung wird durch intramuskuläre Läsionen des Subclavius behindert.

Ursprung
Craniale Fläche der ersten Rippe bis Knorpelknochen-Grenze.

Ansatz
Laterale Unterseite der Clavicula ab der Mitte.

Funktion
Fixiert die Clavicula an das Sternum und zieht sie nach ventral und caudal. Hebt bei stabilem Schultergürtel die erste Rippe mit dem Sternum und gehört damit zu den Atemhilfsmuskeln.

Test
Die seitenvergleichende Palpation ist das Mittel der Wahl bei der Untersuchung jeder Schulter auf Subclaviusläsion. Der von Beardall beschriebene Test im Sitzen mit 180° Armabduktion mit vollständiger Außenrotation ist schon

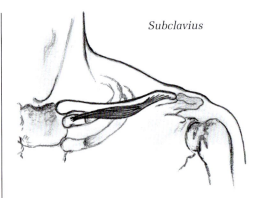

Subclavius

alleine durch die extreme Ausgangsposition selten möglich. Die Handfläche des Patienten zeigt nach anterior. Stabilisationshand auf der kontralateralen Schulter. Testhand nimmt Kontakt von medial am distalen Unterarm. Der Patient drückt „zum Kopf" in Adduktion.
Testvektor: geht bogenförmig in Abduktion.

Eine weitere Möglichkeit ist die indirekte Untersuchung mit TL zum Subclavius und Indikatormukeltestung, wobei man sich die Palpation sowieso nicht erspart.

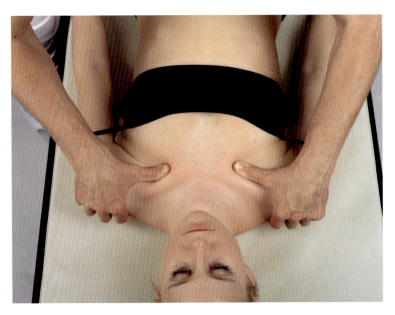

Beidseitig vergleichende Subclaviuspalpation. Die Daumen tasten infraclaviculär durch mediales und laterales Verschieben der Haut und Druck auf den Subclavius gegen das Schlüsselbein die schmerzhaften Bereiche.

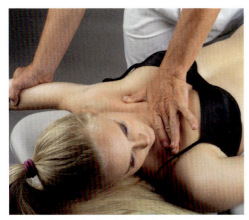

Faszientherapie des Subclavius in gedehnter Position durch Armelevation

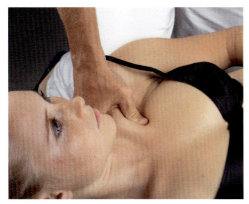

SCS-Position für den Subclavius durch Unterlegen des Untersucherknies unter die Schulter

Tipp
- Bei Verkürzung behindert der Subclavius die vollständige Abduktion und Innenrotation. Der Patient kommt mit der Hand am Rücken nicht weit cranial zwischen die Schulterblätter. Dadurch wird der Raum zwischen der ersten Rippe und der Clavicula verengt. Das gesamte Gefäßnervenbündel zieht unter der Clavicula und oberhalb der 1. Rippe durch. Daher ist die Untersuchung und Behandlung des Subclavius bei allen Cervicobrachialgien wichtig.
- Der Triggerpunktschmerz zieht von der Clavicula über die Vorderseite des Oberarmes in den lateralen Ellbogen und manchmal bis zum Processus styloideus radii (Epicondylitis und Styloiditis radii). Manuelle Behandlung und/oder Neuraltherapie zum Triggerpunkt bringen oftmals langwierige Beschwerden zum Verschwinden.
- Es liegen direkt über dem Muskelbauch wichtige neurolymphatische Reflexpunkte der Schulter-, Armmuskeln. Die relativ einfach durchführbare tiefe manuelle Friktion von anterior stimuliert auch die Lymphzonen und gehört zum Pflichtprogramm der manuellen Schultertherapie.
- Die Mobilisation der Clavicula in Challengerichtung unterstützt die vollständige Ausheilung.

Wichtige ergänzende manuelle Techniken

Wenn der Druckschmerz durch eine Dehnposition der Schulter nach dorsal, lateral und cranial reduziert wird, ist die Friktion zur **Faszienbehandlung des Subclavius** indiziert. Es muss genügend Hautreserve von medial nach lateral genommen werden oder umgekehrt, wenn dies weniger schmerzhaft ist. Danach wird mit Daumendruck, der durch den Thenarballen der zweiten Hand verstärkt wird, die Tiefenfriktion durchgeführt.

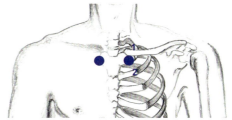

NL anterior

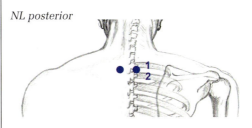

NL posterior

Nerv: N. subclavius C5, 6
NL: *Anterior:* Über dem Sternoclavicularen Winkel
Posterior: Lamina Th1
Meridian und Organ nicht bekannt!
Nährstoffbeziehung: Nach Leaf Magnesium

Subscapularis

Ursprung
Fossa subscapularis.

Ansatz
Tuberculum minus und am unteren Teil der Schultergelenkskapsel.

Funktion
Innenrotation des Humerus; schwache Adduktion. Wichtigster anteriorer Stabilisator des Humeruskopfes im Gelenk, bei allen Bewegungen der Schulter aktiv.

Funktionsverlust
Im Stehen Außenrotation des Armes (Hände zeigen nach außen).

Reaktive Muster
Hypertone, verkürzte Faserzüge des Muskels können zu Dysfunktion praktisch sämtlicher Muskeln der Schulter führen.

Test
Im Sitzen, in Rücken-, Seiten- und Bauchlage möglich.

Test im Sitzen: 90° Abduktion und vollständige Innenrotation in der Schulter so weit, dass es zu keinen Ausweichbewegungen im Schul-

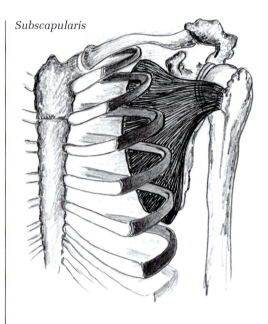

Subscapularis

tergürtel kommt. Der Untersucher steht lateral genau in der Rotationsachse (Testellbogen auf Nabelhöhe des Untersuchers). Stabilisationshand cranial am Ellbogen. Die Testhand von palmar am distalen Unterarm und vermeidet durch eine Hohlhandbildung die TL zu Herz 7,

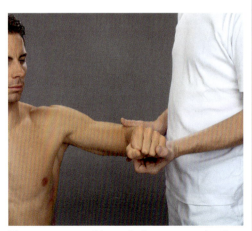

Testausgangsposition mit Aussparung des Sedationspunktes He 7 durch Hohlhandbildung

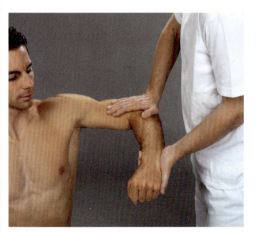

Test im Sitzen

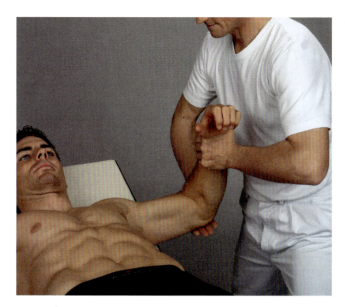

Test in Rückenlage

dem Sedationspunkt medial des Os pisiforme. Die Unterarme des Untersuchers befinden sich in derselben Rotationsebene wie jener des Patienten. Der Patient drückt „nach hinten" in Innenrotation.
Testvektor: geht kreisförmig nach anterior, cranial in Außenrotation.

Test in Rückenlage: Die Untersuchungsliege muss so hoch gestellt werden oder der Untersucher geht so weit in die Hocke, dass sich das Olecranon des Patienten zumindest in Nabelhöhe befindet. Dieselbe Griffanlage wie beim Sitzendtest angegeben. Der Patient drückt „zu Boden" in Innenrotation. Testvektor: geht nach „oben" in Außenrotation.

Test in Bauchlage: dieselbe Ausgangsposition wie oben. Patient drückt „nach oben".
Testvektor: geht nach „unten" in Innenrotation.

Testvariante: Verhinderung der Ausgleichsbewegungen im Schultergürtel: Die Stabilisationshand liegt auf Tuchfühlung zur Schulter und der Ellbogenbereich wird als Hypomochlion genommen.
Im Sport wird es oft notwendig, die betroffenen Faseranteile genauer einzuengen. Bei Abduktion über 90° sind die caudaleren Muskelanteile, beim Test unter 90° Abduktion die cranialeren Anteile stärker rekrutiert.

Tipp
- Triggerpunkte können für Pseudostenocardien und für dorsale Schulterschmerzen verantwortlich sein.
- Ein sogenanntes „Bagatelltrauma" mit einer Subscapularisläsion ist oftmals der Starter einer posttraumatischen Frozen Shoulder. Welchen Unterschied ergibt am Beginn der Beschwerden ein incipientes Kapselmuster nach Cyriax zu einer beginnenden Einschrän-

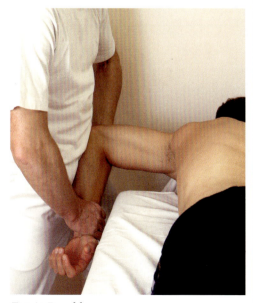

Test in Bauchlage.

kung der passiven Außenrotation in Folge eines Faszienproblems im Subscapularis? Das ist nur mit FMD-Testung und eingehender Palpation zu klären.

Wichtige ergänzende manuelle Techniken:

- *Ansatzpalpation am Tuberculum minus humeri:* Die Tastfinger werden unmittelbar inferior des vorderen Acromiumendes gelegt. Zuerst tastet man den Processus coracoideus, jenen medialen Höcker, der sich bei passiven Rotationsbewegungen des Oberarmes nicht mitbewegt. Nun folgt lateral das Tuberculum majus in Neutralstellung des Oberarmes. Durch zunehmende passive Außenrotation in der Schulter fällt man in den Sulcus bicipitalis. Am Ende der passiven Außenrotation fühlt man das Tuberculum minus, einen 2–3 cm langen Höcker. In dieser Position erfolgt in craniocaudaler Richtung die Friktionsbehandlung des Ansatzes.
- *Das Erlernen der Subscapularispalpations- und Infiltrationstechnik* ist zwingende Voraussetzung für erfolgreiche Schultertherapie. Palpation des Muskelbauches in Rücken- oder Halbseitlage des Patienten: Die tischnahe Hand zieht den Margo medialis scapulae möglichst weit nach lateral. Der flektierte Ellbogen wird am Untersucherarm abgelegt, wodurch eine günstige Weichteilentspannung in der Axilla erreicht wird. Die Handfläche der Tasthand zeigt zum Schulterblatt und palpiert medial vom Latissimuswulst mit Druck zum Schulterblatt. Dabei ist eine Infiltration von TPs gefahrlos, weil die Stichrichtung nach dorsal weg vom Thorax in Scapularichtung geht.

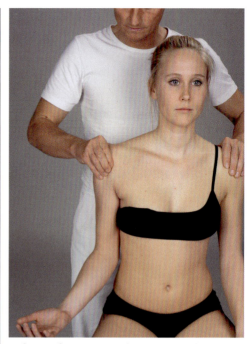

Subscapularisansatzpalpation in Außenrotationsstellung der Schulter

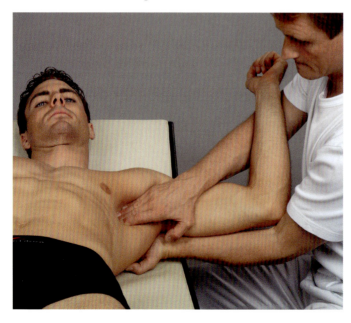

Subscapularispalpation

- Das *manuelle Lösen von Verklebungen mit dem Serratus anterior* führt häufig zur völligen Bewegungsfreiheit. Seitenlage auf der gesunden Schulter. Der Oberarm des Patienten wird entspannt auf den Unterarm der caudalen Untersucherhand gelegt. Die Finger beider Hände kommen von medial mit genügend Reservehaut an den gesamten medialen Scapularand. Die Fingerkuppen schieben sich durch die Fasern des mittleren Trapezius und der Rhomboidei unter das Schulterblatt vor, um anschließend das Schulterblatt vom Thorax abzuheben, was manchmal ein knackendes Geräusch verursacht.

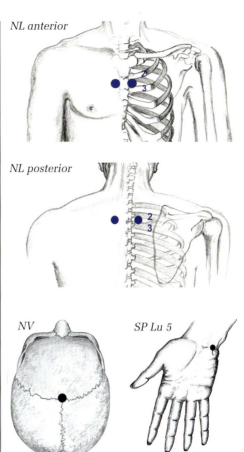

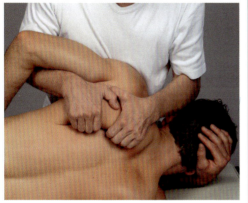

Manuelle Lösung der Scapula vom Thorax in Seitenlage

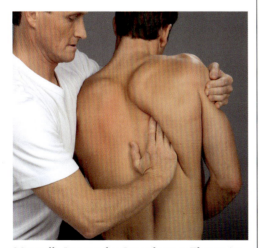

Manuelle Lösung der Scapula vom Thorax im Sitzen oder Stehen

Nerv: N. subscapularis, C5, 6, (7)
NL: *Anterior:* 2. ICR parasternal
   Posterior: Laminae Th2, 3
NV: Bregma
Meridian: Herz
SP: He 7
AP: KG 14
ZP: Bl 15 (**WE:** Th5)
Nährstoffe: Vitamin E, B_3, Carnitin, Magnesium, CoQ10 und Herzmittel

Bilaterale Schwäche ist typisch bei einer **Sternumfixation.**

Supinator

Ursprung
Epicondylus lateralis, Lig. collaterale laterale, Lig. annulare radii und dorsale Ulnafläche.

Ansatz
Proximales Radiusdrittel, lateral-anterior (Umschlingung des Radius).

Funktion
Supination des Unterarmes.

Funktionsverlust
Der Arm hängt in Pronation.

Reaktive Muster
Triceps brachii, Antagonisten.

Test
2 Testmöglichkeiten, um den starken synergisten Bizeps zu umgehen. Wichtig ist die schnell aufeinanderfolgende Testung im Seitenvergleich, weil der Supinator nur eine geringe Maximalkraft besitzt.

1. Testmöglichkeit: Ideal im Stehen: Maximale Extension des gestreckten Armes und vollständige Supination. Beidhändiger Kontakt am dis-

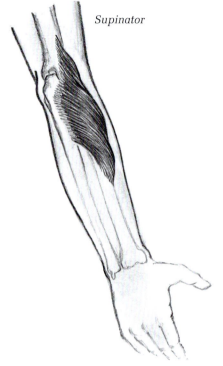

Supinator

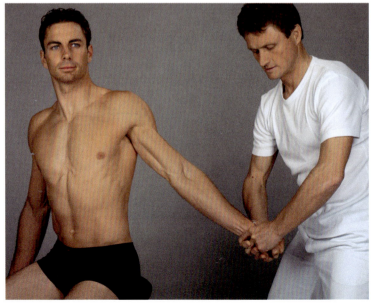

Test in Extension des Oberarmes und gedehnter Bizepsposition

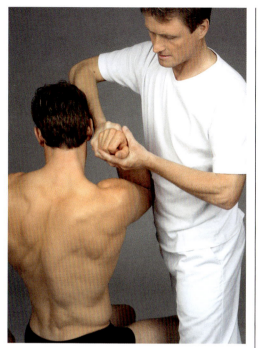

Test in maximaler Ellbogenflexion und damit vollständig angenäherter Bizepsposition

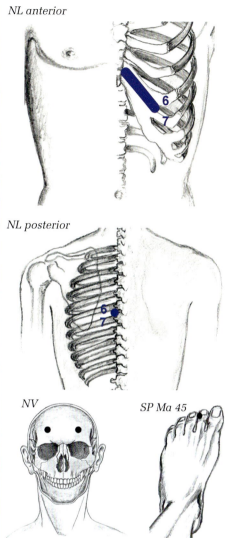

talen Unterarm oder über die Faust. Der Patient dreht weiter nach außen – „den Daumen nach hinten"!
Testvektor: geht in Richtung Pronation – „den Daumen nach innen".

2. Testposition: Schulterflexion 90°, maximale Ellbogenflexion und Supination. Beide Unterarme liegen parallel zueinander mit der Faust in Ohrhöhe. Kontakt beidhändig über die Faust! Es empfiehlt sich, im Trockentraining ohne Anspannung des Patienten die freie Drehrichtung zuerst zu finden. Der Patient dreht nach außen – „den Daumen weg vom Ohr", in Supination.
Testvektor: geht in Richtung Pronation – „Daumen zum Ohr drehen".

Schwächezeichen
Ausweichen des Oberarmes in Abduktion und Innenrotation der Schulter mit Extension im Ellbogen zur Bizepsekrutierung.

Tipp
- Dieser Muskel kann ein Engpasssyndrom des N. radialis machen.

Nerv: N. radialis C5, 6, 7, (8)
NL: *Anterior:* Nur links im 6. ICR parasternal bis Mamillarlinie
   Posterior: Nur links Laminae Th6, 7
NV: Eminentia frontalis
Meridian: Magen
SP: Ma 45
AP: KG 12
ZP: Bl 21 (**WE:** Th12)
Organ: Magen

Nährstoffe/Heilmittel: Zink, Bicarbonat, Betain-HCL, B-Komplex und Phytotherapeutika

Supraspinatus

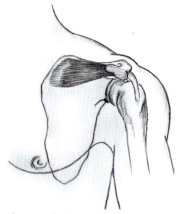

Supraspinatus

Ursprung
Mediale 2/3 der Fossa supraspinata.

Ansatz
Craniales 1/3 des Tuberculum majus humeri.

Funktion
Der Muskel hat eine permanente Spannung, um den Humeruskopf in der Cavitas glenoidalis zu halten. Abduktion des Armes hauptsächlich bis etwa 30°.

Funktionsverlust
Nur bei extremer Schwäche wird der Patient die Armabduktion mit einer Thoraxseitneigung beginnen. Tastbare Grube ventral der Spina scapulae.

Reaktive Muster
Rhomboidei, Pectoralis minor.

Test
Im Sitzen wie im Liegen bequem testbar. 20° Abduktion des gestreckten Armes mit Neutralstellung bezüglich der Rotation in der Schulter. Kontakt dorsal am distalen Unterarm. Patient drückt „nach außen" in Abduktion. Testvektor: geht „zum Körper" in Adduktion.

Testvariante: Bei Bursitis subacromialis oder anderweitigem akutem Impingement subacromial empfehle ich zur Diagnosesicherung folgende Testanordnung: Der Stabilisationsarm wird mit Unterarmkontakt in die Achselhöhle gelegt und der Test mit Traktionszug über die Testhand in Verlängerung des gestreckten Armes wiederholt. Wird der schwache/schmerz-

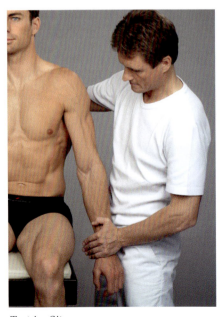

Test im Sitzen

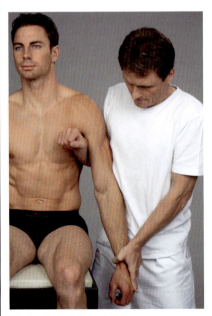

Test mit Traktion des Armes

hafte Supraspinatus dadurch sofort stärker, ist ein Impingement sehr wahrscheinlich.

Tipp
- Da im Ansatz des Muskels häufig Läsionen auftreten, ist die Palpation und richtige Infiltration wichtig: Der Patient legt den 90° im Ellbogen flektierten Arm in den Rückenbereich. Durch die völlige Innenrotation des Humerus kommt das Tuberculum majus etwa eine Daumenbreite ventromedial vom vorderen Acromiumende gut tast- und infiltrierbar nach ventral.

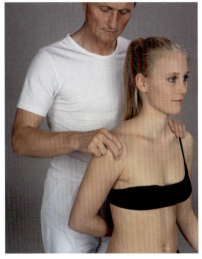

Palpation des Supraspinatusansatzes am Tuberculum majus

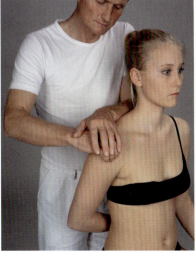

Friktion des Supraspinatusansatzes

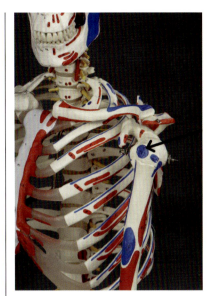

Supraspinatusansatz am Knochenmodell

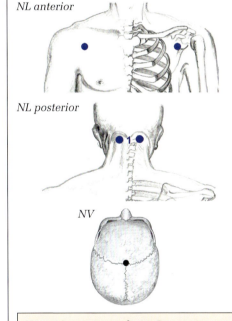

Nerv: N. suprascapularis, C4, 5, 6
NL: *Anterior:* Distal der Processus coracoideus über dem Pectoralis minor
Posterior: Atlasquerfortsatz
NV: Bregma
Meridian: Konzeptionsgefäß
Organ: Gehirn
Nährstoffe: Essentielle Aminosäuren, Cholin

Tensor Fasciae latae (TFL)

Ursprung
Lateral der SIAS, am Oberrand des Os ilium.

Ansatz
Tractus iliotibialis, mediales Drittel.

Funktion
Flexion, Abduktion und Innenrotation im Hüftgelenk. Zusammen mit dem Glutaeus maximus spannt er die Fascia lata. Über den Tractus iliotibialis lateraler Kniegelenksstabilisator.

Funktionsverlust
Laterale Kniestabilität bei Beugung. Genu varus und hohe Hüfte.

Reaktive Muster
Adduktoren, Peroneus tertius.

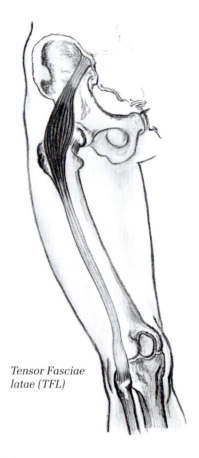

Tensor Fasciae latae (TFL)

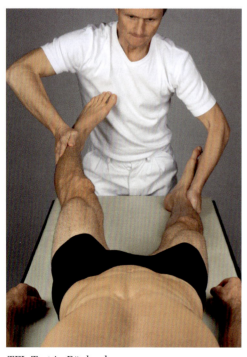

TFL-Test in Rückenlage

Test
In Rückenlage: Das im Knie durchgestreckte Bein wird in der Hüfte ca. 30° abduziert und 30° flektiert und vollständig innenrotiert. Die Testhand muss durch einen Klammergriff die maximal mögliche Innenrotation bis zum Testbeginn fixieren. Knapp vor Testbeginn erfolgt das Lösen des Klammergriffes und es folgt ein flächiger weicher Kontakt von lateral. Die Stabilisationshand stützt sich entweder lateral am distalen Unterschenkel des anderen Beines oder an der gegenüberliegenden Tischkante ab. Der Patient drückt „schräg nach außen und oben" in Abduktion und Flexion.
Testvektor: geht schräg „zum anderen Bein", in Adduktion und etwas Extension.

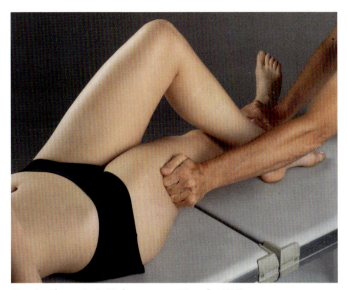

Faszientherapie in Dehnungsposition des TFL

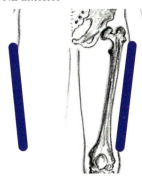

NL anterior

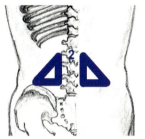

NL posterior

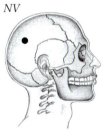

NV

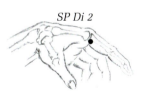

SP Di 2

Tipp
- Ein Testmuskel für die Schwangerschaft, um damit den Eisenhaushalt zu optimieren.
- Eine Fascienläsion im TFL führt häufig zu lateralen Gonalgien. Dabei testet der TFL nach einer Dehnung schwach. Die Dehnung erfolgt in Rückenlage durch überkreuztes Anstellen des gegenüberliegenden gebeugten Beines und passives Adduzieren im Tischniveau. Eine Hand macht die tiefe Längsfriktion (Rolfing). Die andere Hand drückt am distalen Unterschenkel in Adduktion (langsames statisches Dehnen).
- Da eine Subluxation des Os cuboideum nach lateral den TFL abschwächt, darf beim Test keine Kontaktnahme am Sprunggelenk, sondern immer proximal des Malleolus lateralis erfolgen.
- Bei einseitiger Schwäche an Cat II Ilium posterior denken.

Nerv: N. glutealis superior L4, 5 und S1
NL: *Anterior:* Gesamte Oberschenkelaußenseite
Posterior: Dreieck zwischen L4, Proc. spinosus Th12 und Crista iliaca
NV: Eminentia parietalis
Meridian: Dickdarm
SP: Di 2
AP: Ma 25
ZP: Bl 25 (**WE:** L5)
Organ: Dickdarm
Nährstoffe: Folsäure, B_{12} und restlicher B-Komplex, Zink, Eisen (Kupfer), Vitamin D und diverse Probiotika

Bilaterale Schwäche ist typisch für eine **Anämie**.

Teres major

Ursprung
Dorsalfläche der Scapula vom Angulus inferior scapulae und vom caudalen Drittel des Margo lateralis scapulae.

Ansatz
An der Crista tuberculi minoris humeri gemeinsam mit dem Latissimus dorsi.

Funktion
Innenrotation, Adduktion und Extension des Humerus.

Funktionsverlust
Vermehrte Außenrotation des Armes im Stehen.

Reaktive Muster
Mit allen Schultermuskeln möglich.

Test
In Bauchlage beidseitig: Die Arme werden im Ellbogen 90° abgewinkelt, in der Schulter maximal innenrotiert und extendiert, sodass die Hände im Bereich der Cristae iliacae zu liegen kommen. Vor Testbeginn werden die Ellbogen passiv so weit wie möglich einander angenähert. Die Untersucherhände werden überkreuzt und nehmen flächig über der Ellbogeninnenseite Kontakt. Der Patient drückt „beide Ellbogen zusammen".

Testvektor: geht bogenförmig „nach außen" in Abduktion und etwas in Flexion.

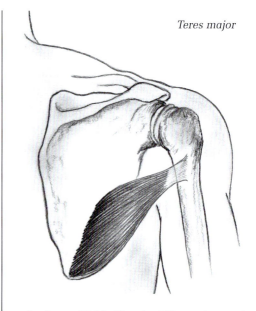

Teres major

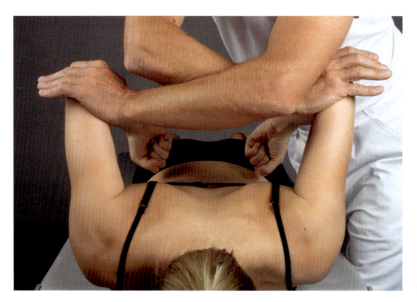

Bilateraler Teres-major-Test mit Kreuzhandgriff

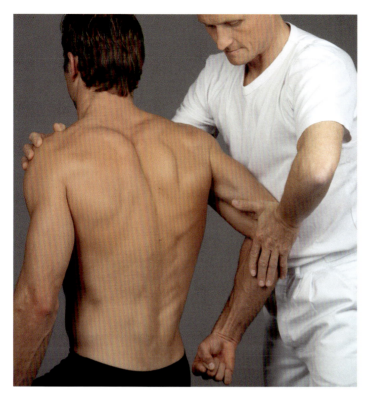

Einseitiger Teres-major-Test im Sitzen mit Fixation der gegenüberliegenden Schulter

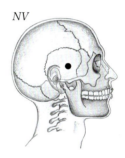

NV

Im Sitzen einseitig: Die Stabilisationshand umgreift die gegenüberliegende Schulter von ventral und fixiert durch Thoraxkontakt den gesamten Rumpf des Patienten. Der 90° im Ellbogen flektierte Arm kommt in vollständige Innenrotation und Extension. Kontakt von medial über dem Ellbogengelenk. Der Patient drückt „nach hinten zur Wirbelsäule".

Testvektor: geht bogenförmig „nach außen" in Abduktion und leichte Flexion.

Tipp
- Bei bilateraler Schwäche erfolgt die weitere Untersuchung der BWS-Region über dynamischen CH und Indikatormuskeltest.

NL anterior

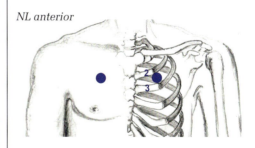

NL posterior

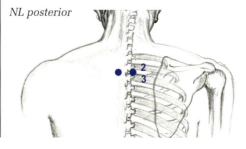

Nerv: N. thoracodorsalis, C5, 6, 7
NL: *Anterior:* 2. ICR 4 QF parasternal
  Posterior: Laminae Th2, 3
NV: Os temporale daumenbreit cranial des Processus zygomaticus
Meridian: Lenkergefäß
Organ: Wirbelsäule

Nährstoffe: Säure-Basen-Haushalt, Zink

Eine bilaterale Schwäche ist typisch als Folge einer BWS-Fixation.

Teres minor

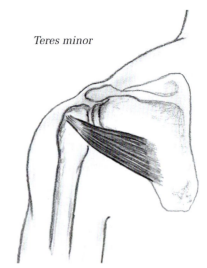

Teres minor

Ursprung
Dorsalfläche der Scapula vom mittleren Drittel des Margo lateralis.

Ansatz
Distales Drittel des Tuberculum majus humeri und Schultergelenkskapsel.

Funktion
Außenrotation des Humerus, geringe Wirkung bei Adduktion und Extension. Stabilisierung des Humeruskopfes bei der Abduktion und Flexion in der Gelenkspfanne.

Funtionsverlust
Im Stehen vermehrte Innenrotation des Armes.

Reaktive Muster
Mit praktisch allen Schultermuskeln möglich.

Test
Sitzend auf der Liege: Der exakt 90° im Ellbogen gebeugte Arm hängt neben dem Thorax in vollständiger Außenrotation. Die Stabilisationshand kommt von medial an das Ellbogengelenk, ohne den Sedationspunkt über der Olecranonspitze 3E10 zu berühren. Die Testhand nimmt von dorsal Kontakt am distalen Unterarm. Idealerweise befinden sich die Unterarme des Untersuchers in derselben Rotationsebene wie jener des Patienten. Der Patient drückt „nach hinten" in Außenrotation.
Testvektor: geht „nach vorne" in Innenrotation.

Test in Rückenlage: Der im Ellbogen um 90° abgewinkelte Arm wird vom Nabel aus maximal nach außen rotiert. Stabilisation mit einer Hand medial am Ellbogen. Testhand dorsal am distalen Unterarm. Der Patient drückt „zum Boden" in Außenrotation.
Testvektor: geht „nach oben" in Innenrotation.
In Bauchlage: dieselben Kontakte für die Stabilisation und Testung. Der Patient drückt „nach oben". Testvektor: geht „nach unten" in Innenrotation.

Schwächezeichen
Durch vermehrte Ellbogenflexion oder Extension kombiniert mit Ante- oder Retroversion der Schulter versucht der Patient den Biceps oder Triceps brachii zu spannen.

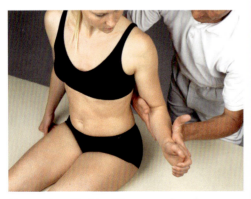

Teres-minor-Test im Sitzen von dorsal

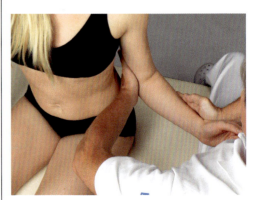

Teres-minor-Test im Sitzen von ventral

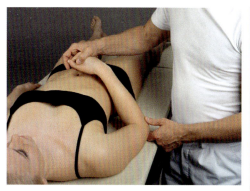
Teres-minor-Testausgangsposition

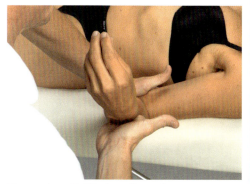
Teres-minor-Griffanlage liegend

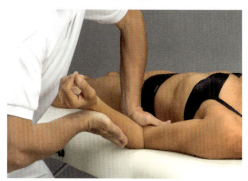
Teres-minor-Test in Rückenlage

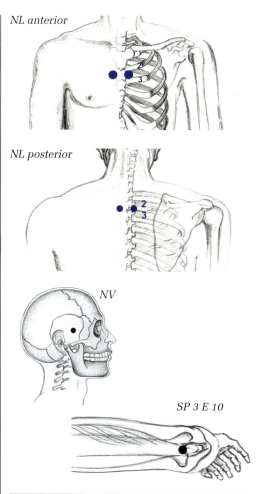

NL anterior

NL posterior

NV

SP 3 E 10

Nerv: N. axillaris C5, 6
NL: *Anterior:* 2. ICR parasternal
Posterior: Laminae Th2, 3
NV: Os temporale daumenbreit cranial des Processus zygomaticus.
Meridian: Dreifacher Erwärmer (3 E)
SP: 3E10
AP: KG 5, (1, 7, 12, 17)
ZP: Bl 22 (**WE:** L1)
Organ: Schilddrüse
Nährstoffe: Schilddrüsenextrakt, organisches Jod, Selen, Tyrosin, Homöopathika und Phytotherapeutika

Bilaterale Schwäche korreliert häufig mit einer **Schilddrüsenunterfunktion**, einer beidseitigen **Hyperreaktion** mit einer **Überfunktion** (Diagnosesicherung durch das Labor).

Tipp
- Es entgehen sehr viel schwache Teres minori wegen schlampiger Testung der Rotationsachse und Rekrutierung der starken Bizeps- oder Tricepsmuskulatur.
- Bei Verkürzung dieses Muskels ist der Schürzengriff behindert. Dabei ist häufig die Fascientechnik indiziert.
- Bei Schwäche zeigt die Handfläche bei der Haltungsanalyse nach dorsal.

Tibialis anterior

Ursprung
Condylus lateralis tibiae, craniale 2/3 der lateralen Tibiafläche, Membrana interossea, Fascia cruris und Septum intermusculare.

Ansatz
Mediale und plantare Fläche des Cuneiforme mediale und der Basis des I. Metatarsale.

Funktion
Dorsalextension und Supination des Fußes, Vorfußhebung beim Gehen in der Schwungphase.

Funktionsverlust
Stolperneigung mit lautem Sohlenaufsatz. Verlust der Vorfußstabilität beim Zurücklehnen im Stehen. Knick-, Senkfuß, „Plattfuß" beim Gehen.

Reaktive Muster
Sartorius, Antagonisten.

Test
Rückenlage mit bis zur Mitte des Unterschenkels über das Bettende ragenden Füßen. Vollständige Dorsalflexion, die verkürzte Gastrocnemii behindern können. Deshalb werden die Knie etwas gebeugt und der Vorfuß vollständig supiniert mit Plantarflexion der Großzehe. Die Stabilisationshand von lateral am Calcaneus.

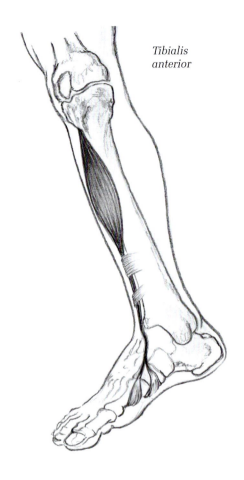

Tibialis anterior

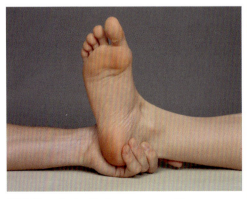

Tibialis anterior Testausgangsposition

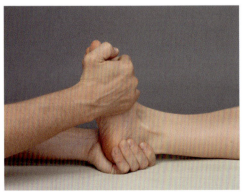

Test des Tibialis anterior in Rückenlage

Die Testhand nimmt von medial Kontakt am Fußrücken und fixiert mit dem Daumen die Großzehe in Flexion.
Der Patient" zieht den Fußrücken zu sich nach oben" in Dorsalextension.
Testvektor: geht bogenförmig „nach unten" in Plantarflexion.

Tipp
- Keinen punktförmigen, schmerzhaften Knochenkontakt über dem Mittelfußbereich, weil es sonst zur Abschwächung kommt.
- Der Extensor hallucis longus soll nicht mitkontrahieren.
- Der Tibialis anterior ist bei funktionellen Störungen der Blase nur selten schwach. Es empfiehlt sich die Testung über Indikatormuskel und TL zum Blasenalarmpunkt KG 3.
- Dieser Muskel testet im Sitzen oder Stehen eher schwach, weil lumbale Discusprotrusionen häufig sind und die Schwäche durch die Schwerkraft verursachen.
- Ein kontrakter Tibialis anterior führt zu Problemen in der reflektorisch geschwächten Wadenmuskulatur und inhibiert den Iliopsoas.
- Ein kontrakter Gastrocnemius und Soleus hemmen die Dorsalflexion und inhibieren den Tibialis anterior (reaktives Muster).
- Ein schwacher Tibialis anterior wird von einer Navicularesubluxation nach caudal verursacht.

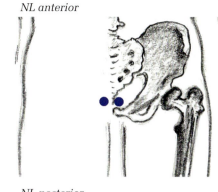

NL anterior

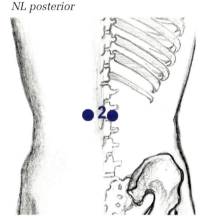

NL posterior

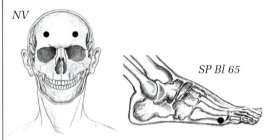

NV

SP Bl 65

Nerv: N. peroneus L4, 5, S1
NL: *Anterior:* 2 QF cranial vom Tuberculum pubicum
Posterior: Lamina L2
NV: Eminentia frontalis
Meridian: Blase
SP: Bl 65
AP: KG 3
ZP: Bl 28 (**WE:** S2)
Organ: Blase

Nährstoffe/Heilmittel: Vitamin A, Vit.-B_1-Komplex, Kalium und Blasenmittel

Tibialis posterior

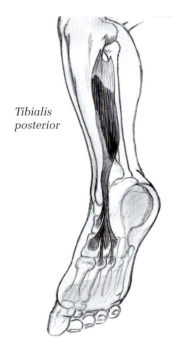

Tibialis posterior

Ursprung
Laterale Fläche der dorsalen Tibiaseite, proximale zwei Drittel der medialen Fibulafläche, Membrana interossea und Septum intermusculare.

Ansatz
Tuberositas ossis navicularis; alle Ossa cuneiformia der Mittelfußknochenbasis II–V, am Cuboid und am Sustentaculum tali.

Funktion
Plantarflexion und Supination. Als medialer Teil des muskulären Steigbügels stabilisiert er das Fußlängs- und Quergewölbe. Er wirkt der Hyperpronation entgegen und verteilt das Körpergewicht auf die Mittelfußknochen.

Funktionsverlust
Knick-Senkfuß, erschwerter Zehengang, Schwäche des Flexor hallucis brevis, wenn das Körpergewicht auf dem Fuß liegt (Engpass am Tarsaltunnel).

Reaktive Muster
Mit den Antagonisten.

Test
Es sind zwei Tests in derselben Ausgangslage beschrieben. Dies ist die Rückenlage mit bis zur Mitte des Unterschenkels über das Bettende ragenden Füßen.

1. *Möglichkeit:* Der Untersucher steht lateral und umgreift von plantar den medialen Fußrand, sodass ein flächiger Kontakt über dem Vorfuß entsteht. Die Stabilisationshand fixiert den Calcaneus von lateral. Der Patient drückt „nach innen in Spitzfußstellung" in Supination.
Testvektor: geht bogenförmig „nach außen" in Pronation.

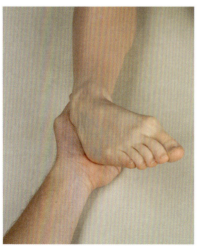

Testausgangsposition für den Tibialis posterior

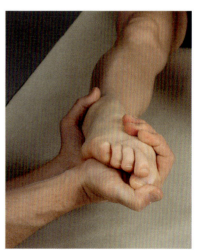

Test von lateral für den Tibialis posterior

2. Möglichkeit: Der Untersucher befindet sich am Fußende. Stabilisationshand von lateral am Calcaneus. Der Unterarm liegt caudal des Tischniveaus und die Testhand umgreift zangenartig den gesamten Vorfuß von plantar, sodass die meiste Drehkraft von medial und caudal auf den Vorfuß, speziell die Metatarsalia I–III, ausgeübt werden kann.

Der Patient drückt „nach innen in Spitzfußstellung" in Supination.

Testvektor: geht bogenförmig „nach außen" in Pronation.

Tipp
- Die Drehachse der Bewegung verläuft durch das Metatarsale II. Bei richtiger Testung ist er der am häufigsten schwache Fußmuskel.
- Nach einem schwachen Test folgt die eingehende Palpation an der Tibiakante.
- Dieser Muskel testet schwach bei Subluxation des Naviculare nach caudal und bei einer starken Hyperpronation des Fußes.
- Knick-Senkfuß mit typischem Palpationsschmerz im Bereich des lateralen Calcaneus, medial am Knie, Trochanter major, lumbale Rückenstrecker, Rhomboidei, Scalenus anterior und Pterygoidei!

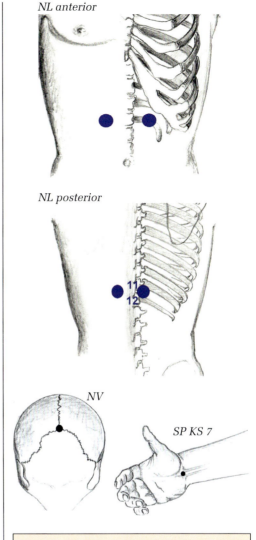

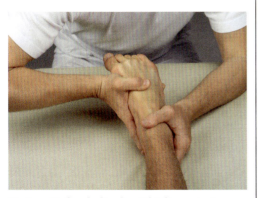

Test am Fußende für den Tibialis posterior

Nerv: N. tibialis L5, S1
NL: *Anterior:* 2 QF lateral und 4 QF cranial des Nabels
Posterior: Zwischen Processi transversi Th11, 12
NV: Lambda
Meridian: Kreislauf/Sexualität (KS)
SP: KS 7
AP: KS 1, Ni 11
ZP: Bl 14 (**WE:** Th4)
Organ: Nebenniere

Nährstoffe: Vitamin C, gesamter B-Komplex, Ginseng, Mangan, Tyrosin, Nebennierenextrakte und Phytotherapeutika

Trapezius – Pars superior

Ursprung
Von der Protuberantia occipitalis externa, mediales Drittel der Linea Nuchae superior, Lig. Nuchae und Procc. spinosi bis C7.

Ansatz
Laterales Drittel der Clavicula und am Acromium.

Funktion
Elevation der Schulter, Rotation der Scapula, sodass die Cavitas glenoidale nach cranial zeigt. Adduktion der Scapula zur Wirbelsäule, Lateralflexion von Kopf und der HWS, Extension von Kopf und HWS, unterstützt Rotation zur Gegenseite.

Funktionsverlust
Im Stehen niedrige Schulter, bei bilateraler Schwäche anteriore Kopfhaltung.

Reaktive Muster
Contralateraler oberer Trapezius, Latissimus dorsi, Biceps brachii.

Test
Im Sitzen und Rückenlage gut möglich. Der Kopf wird leicht ca. 15° von der Testseite wegrotiert und maximal zur Testseite lateralflektiert. Am besten steht der Untersucher beim sitzenden Patienten auf der gegenüberliegenden Seite, weil er im Falle einer plötzlichen Abschwächung den Kopf mit dem Unterarm sofort abfangen kann. Wichtig ist es, die Clavicula mit der Stabilisationshand auszusparen, um keinen statischen Kompressionschallenge auf das ACG auszuüben. Die Testhand nimmt Kontakt am Os parietale der Gegenseite. Der Patient drückt „die Schulter und das Ohr zusammen".
Testvektor: geht bogenförmig nach lateral. „Ohr und Schulter voneinander entfernen".

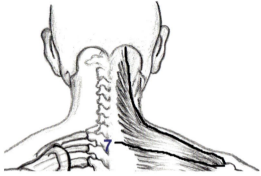

Trapezius – Pars superior

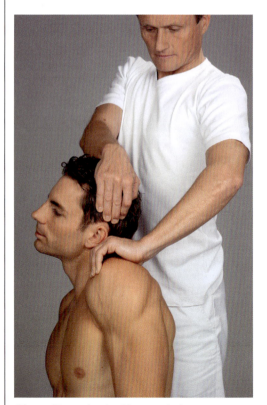

Oberer Trapezius im Sitzen mit Aussparung des Acromiums durch Hohlhandbildung

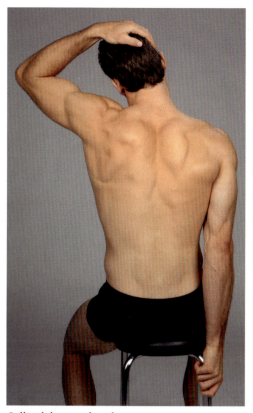

Selbstdehnung des oberen Trapezius im Sitzen

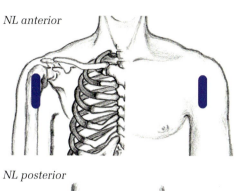

NL anterior

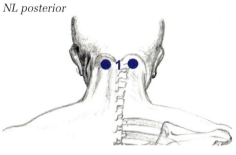

NL posterior

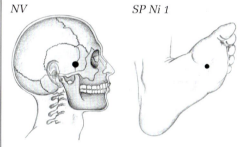

NV   SP Ni 1

Tipp
- Einseitige Verkürzung bedingt einen Schulterhochstand mit reaktiver Schwäche des Latissimus dorsi.
- Psychischer Stress geht mit beidseitig hohem Trapeziustonus einher.
- Für Schreibtischberufe empfiehlt sich zur individuellen Arbeitsplatzdimensionierung die regelmäßige Dehnung der Trapezii. Dazu umgreift eine Hand möglichst weit caudal (geringere Lateralflexion der HWS) ein Sesselbein. Die zweite Hand verstärkt über das gegenüberliegende Scheitelbein langsam die Dehnung.
- Bei Tinnitus, Hörsturz und Menière testet er manchmal schwach und kann ideal zum Finden der Heilanwendungen verwendet werden.

Nerv: N. accesorius (XI), Nn. cervicales 2–4
NL: *Anterior:* Sulcus bicipitalis
  Posterior: Atlasquerfortsatz
NV: 1 QF über dem Arcus zygomaticus auf der temporosphenoidalen Sutur
Meridian: Niere
SP: Ni 1
AP: Gb 25
ZP: Bl 23 (**WE:** L2)
Organ: Auge und Ohr
Nährstoffe: Vitamin A, B, F, G und Calcium

Mittlerer Trapezius

Ursprung

Dornfortsätze Th1 bis Th5.

Ansatz

Acromium und am Großteil der Spina scapulae.

Funktion

Schulterblattadduktion zur Wirbelsäule, hilft bei der Scapulaelevation.

Funtionsverlust

Protraktion der Schulter, Rundrücken (Kyphose).

Test

Gestreckter Arm, 90° Abduktion und vollständige Außenrotation in der Schulter, ist immer die Testausgangsposition. In Bauch- oder Rückenlage ist die beidseitige Testung mit Kontakt an den distalen Unterarmen möglich. Der Patient drückt weiter nach dorsal.

Der Testvektor des Untersuchers geht bogenförmig nach ventral.

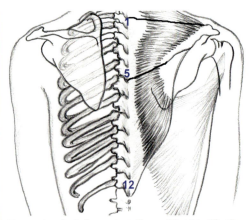

Trapezius (mittlerer Anteil von Th1 bis Th 5)

Bei einseitiger Testung ist auf suffiziente Stabilisierung zu achten: in Bauchlage über die kontralaterale Schulter, in Rückenlage über die ipsilaterale Schulter von ventral. Im Sitzen und Stehen erfolgt bei einseitiger Testung die Stabilisation ventral über der Pectoralesregion.

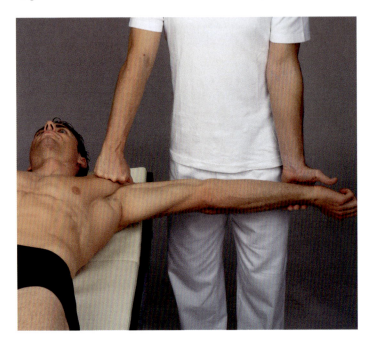

Einseitiger Test in Rückenlage

Mittlerer Trapezius im Sitzen

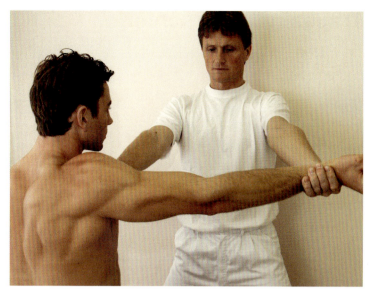

Tipp
- Eine Dysfunktion der plantaren Fußmuskeln inhibiert die Wirbelsäulenextensoren. Dabei testet unter Gewichtsbelastung der mittlere Trapezius schwach.
- Ein reaktives Muster zu den Pectorales ist häufig.

Die fünf Faktoren gelten auch für Pars inferior.

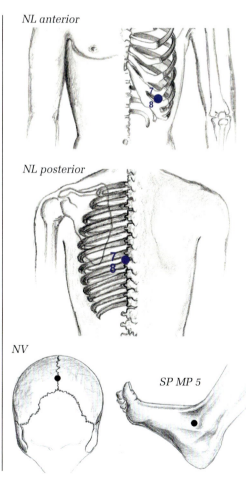

Nerv: Plexus cervicalis C2–C4
NL: *Anterior:* Nur links im 7. ICR in der Mamillarlinie
Posterior: Nur links zwischen den Querfortsätzen von Th7 und Th8
NV: Sutura sagittalis, 2 QF anterior von Lambda
Meridian: Milz/Pankreas
SP: MP 5
AP: Le 13
ZP: Bl 20 (**WE:** Th11)
Organ: Milz
Nährstoffe/Heilmittel: Vitamin C, Calzium

Trapezius – Pars inferior

Ursprung
Dornfortsätze Th6 bis Th12.

Ansatz
Mediales Drittel der Spina scapulae.

Funktion
Schulterblattadduktion zur Wirbelsäule. Scapularotation, zieht das Schulterblatt caudal.

Funktionsverlust
Ventrale Schulterhaltung im Stehen und Schulterhochstand ipsilateral.
Verstärkte BWS-Kyphose – Rundrücken!

Test
130° Abduktion und vollständige Außenrotation des gestreckten Armes im Schultergelenk

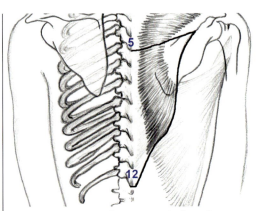

Trapezius – Pars inferior von Th5 bis Th12

(Daumen zeigt nach dorsal). Der Kontakt erfolgt radialseitig am distalen Unterarm. Wichtig ist, dass sich der Angulus inferior nicht bewegt.
Beim einseitigen Test in Rückenlage und dem Patienten nahe dem Bettrand. Die Stabilisationshand palpiert den Angulus inferior scapulae.
Der Patient drückt „nach hinten unten" in Extension.
Testvektor: geht nach „oben" in Flexion.

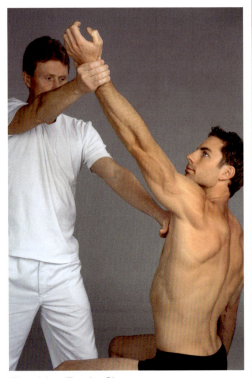

Einseitiger Test im Sitzen

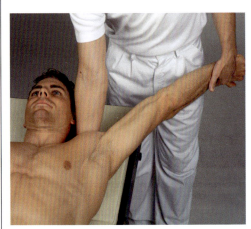

Einseitiger Test in Rückenlage

Beim einseitigen Test in Bauchlage und dem Patienten nahe dem Bettrand erfolgt die Stabilisierung dorsal über dem kontralateralen Schulterblatt.
Der Patient drückt „nach hinten oben" in Extension.
Testvektor: geht nach „vorne unten" in Flexion.

Der beidseitige Test in Rückenlage empfiehlt sich bei Verdacht auf **Fixation des thoracolumbalen Überganges.** Dazu sind beide Testhände und genügend Kraft im Vergleich zum Patienten notwendig. Für den beidseitigen Test in Bauchlage muss der Patient sich durch Umklammerung der Untersuchungsliege mit den Beinen selbst stabilisieren.
Im Sitzen und Stehen erfolgt die einseitige Testung mit der Stabilisationshand ventral über der Pectoralisregion.
Der Patient drückt „nach hinten" in Extension.
Testvektor: geht nach anterior in Flexion.

Tipp
- Ein reaktives Muster zu den Pectorales liegt oft vor; dabei kann die ventrale Stabilisationshand eine TL verursachen und so ein reaktives Muster verdecken. Deshalb den Test mit Variation der Stabilisationsfläche wiederholen.
- Eine Dysfunktion der plantaren Fußmuskeln inhibiert Wirbelsäulenextensoren. In diesem Fall wird bei Gewichtsbelastung der untere Trapezius schwach getestet, nicht jedoch im Sitzen oder Liegen.

Bilaterale Schwäche ist typisch für eine Fixation der untere BWS und/oder des thoracolumbalen Überganges (TLÜ).

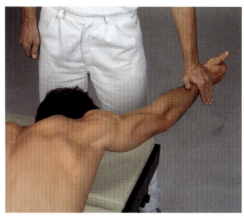

Einseitiger Test in Bauchlage

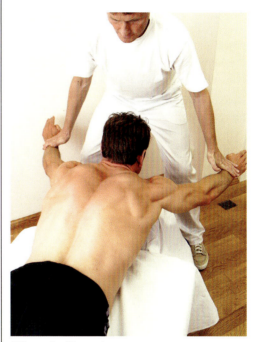

Bilateraler Trapeziustest

Triceps brachii

Triceps brachii

Ursprung
Langer Kopf: Tuberculum infraglenoidale scapulae.
Lateraler und medialer Kopf: dorsale Fläche des Humerus.

Ansatz
Dorsale Fläche des Olecranons und tiefe Fascia antebrachii.

Funktion
Extension im Ellbogengelenk; langer Kopf: Adduktion und Extension des Oberarms im Schultergelenk.

Funktionsverlust
Flexionsstellung des Ellbogens.

Reaktive Muster
Biceps brachii.

Test
Im Sitzen oder Liegen sehr gut möglich. Schulter zwischen 60 und 90° Flexion, Ellbogen 120° Flexion. Der Untersucher befindet sich hinter dem Patienten und nimmt beid- oder einhändig Kontakt am distalen Unterarm. Der Patient drückt „in Streckung des Ellbogens".
Testvektor: geht in Flexion des Ellbogens.

Tipp
- Aus dieser Position kann eine Traktion oder Kompression der HWS mit gleichzeitiger Tricepstestung erfolgen. Er ist ein wichtiger Kennmuskel für Discusläsionen C6/7!
- Beim Test in Rückenlage hat man den Vorteil, dass der Patient leichter die Halsmuskulatur entspannt. Die Traktion kann mittels Daumen und Zeigefinger am unteren Occiputrand ausgeführt werden. Zur Kompression reicht es, sich mit der Brustmuskulatur an den Scheitel anzulehnen.
- Bei Verletzungen durch Wurfsportarten kommt es häufig zum reaktiven Muster mit dem Biceps brachii.

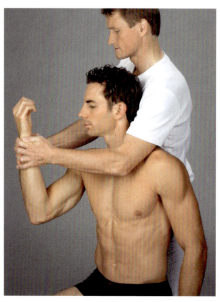

Tricepstest von dorsal beidarmig

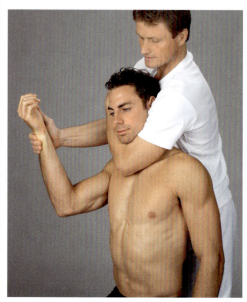

Tricepstest mit Traktion der HWS im Sitzen

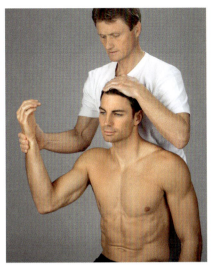

Tricepstest mit Kompression der HWS im Sitzen

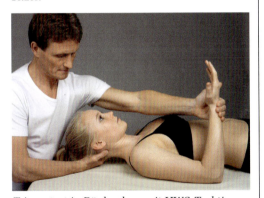

Tricepstest in Rückenlage mit HWS-Traktion

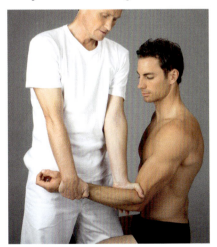

Tricepstest im Sitzen

NL anterior

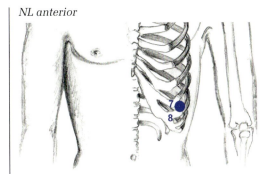

NL posterior

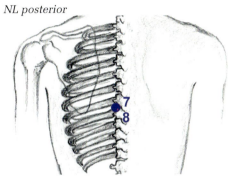

NV *SP MP 5*

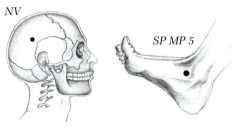

Nerv: N. radialis, C6, 7, 8, Th1
NL: *Anterior:* Nur links im 7. ICR direkt neben der knorpeligen Verbindung
Posterior: Nur links zwischen den Querfortsätzen Th7 und Th8
NV: Os parietale cranial der Sutura squamosa hinter dem Ohr
Meridian: Milz/Pankreas
SP: MP 5
AP: Le 13
ZP: Bl 20 (**WE:** Th11)
Organ: Pankreas
Nährstoffe: Vitamin A und F, Zink, Selen, Betain-HCl, Pankreasextrakt, Pankreasenzyme

Triceps surae

Dieser Muskel setzt sich aus dem zweigelenkigen Gastrocnemius und dem eingelenkigen Soleus zusammen.

Ursprung Gastrocnemius
Epicondylus medialis und Epicondylus lateralis femoris dorsale Fläche.

Ursprung des Soleus
Vom Caput fibulae, der dorsalen Fläche der Fibula proximales Drittel, dem Sehnenbogen zwischen dem Fibulaköpfchen und der Tibia und der dorsalen Fläche der Tibia.

Ansatz
Am Tuber calcanei.

Funktion
Plantarflexion des Fußes, Flexion im Kniegelenk.

Funktionsverlust
Hyperextension der Knie beim Stehen, unsicherer Zehengang.

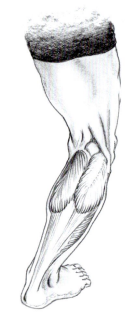

Triceps surae

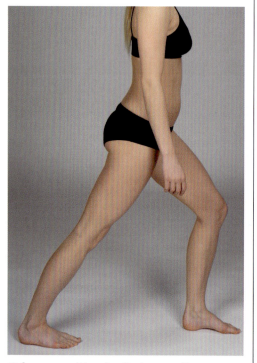

Dehnungsposition der Gastrocnemii

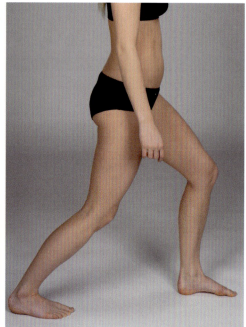

Dehnungsposition des Soleus

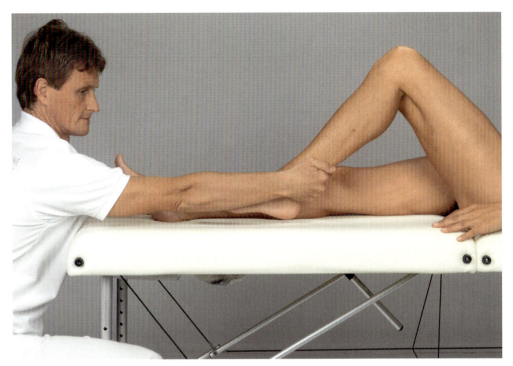

Test der Gastrocnemii – Gruppentest

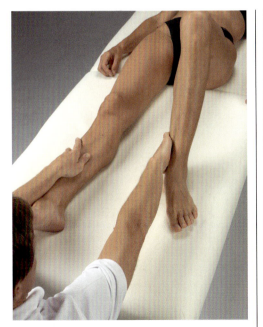

Test Gastrocnemius lateralis

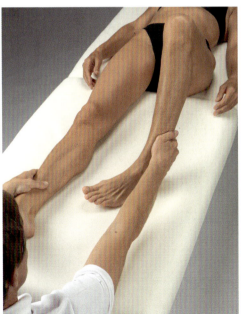

Test Gastrocnemius medialis

Reaktive Muster
Quadriceps, Popliteus, Tibialis anterior und Zehenextensoren.

Test der Gastrocnemii
Rückenlage des Patienten; 60°ige Knieflexion; Fixationshand ventral im Bereich der Tuberositas tibiae. Die Testhand nimmt weichen Kontakt dorsal am distalen Unterschenkel. Beim Test des lateralen Gastrocnemius Außenrotation – beim Test des medialen Gastrocnemius Innenrotation des Kniegelenkes. Der Patient „zieht die Ferse zum Gesäß". Der Testvektor: geht parallel zur Tischebene in Knieextension.

Tipp
- Ein sinnvoller FMD-Test des Soleus ist auf Grund seiner großen Kraft und des kleinen Hebels nicht durchführbar. Die genaue Palpation und Dehnungsprüfung im Seitenvergleich ist diagnostisch am besten.
- Bei chronischen Achillessehnenbeschwerden wird zuerst die Wadenmuskulatur mit den lokalen Muskeltechniken manuell behandelt und bei Bedarf werden die oft schmerzhaften TPs im Muskelbauch des Gastrocnemius mit gut testenden Lokalanästhetika infiltriert.
- Der Triceps surae ist oft stark verkürzt, womit die Extension im Sprunggelenk eingeschränkt wird. Eine Sporenbildung des Fersenbeines am Plantarisursprung ist die Folge (Fersensporn). Therapeutisch sind Faszienbehandlungen des Soleus und regelmäßige Dehnungen wichtig.
- Die Krampfneigung der Wadenmuskulatur bei Stresspatienten wird häufig durch Magnesium gebessert.

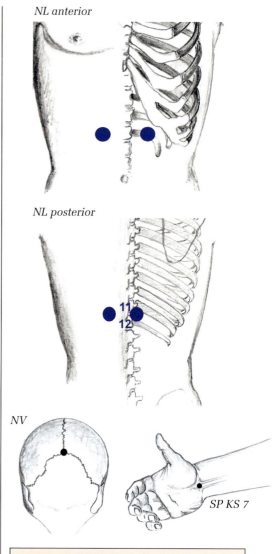

Nerv: N. tibialis L4, 5, S1, 2
NL: *Anterior:* 2 QF lateral und 4 QF cranial des Nabels
Posterior: zwischen Processus transversus Th11 und 12
NV: Lambda
Meridian: KS 7
SP: KS 7
AP: KS 1, Ni 11
ZP: Bl 14 (**WE:** Th4)
Organ: Nebennieren
Nährstoffe/Heilmittel: Magnesium, Vit. C, Mangan, Tyrosin, Vitamin B_3, B_5, B_6, Nebennierenextrakte

Vastus lateralis und medialis

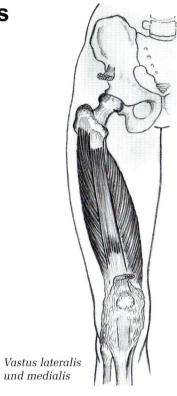

Ursprung
Lateralis: Drei Viertel der posterioren Fläche des Femurs.

Medialis: Gesamte posterolaterale Femurfläche, Linea intertrochanterica caudale Hälfte, Linea aspera, cranialer Anteil der Linea supracondylaris.

Ansatz
Tuberositas tibiae.

Funktion
Streckung im Kniegelenk, Patellajustierung im Gleitlager.

Test
In Rückenlage für schwache Patienten. Das zweite, nicht getestete Bein wird etwa 70–80° im Knie flektiert und die craniale Hand des Untersuchers wird auf diese Patella gelegt. Sie dient als Hypomochlion. Das zu untersuchende

Vastus lateralis und medialis

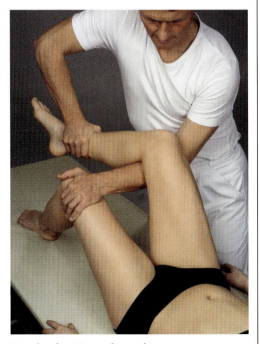

Test für den Vastus laterals

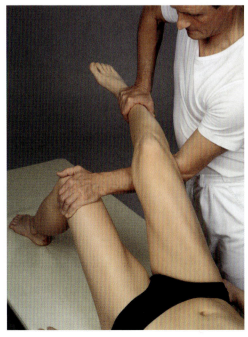

Test für den Vastus medialis

ca. 45° gebeugte Bein kommt auf den Unterarm und nun werden verschiedene Knieflexionswinkel mit leichter **Add**uktion und **Innen**rotation (10–20°) in der Hüfte für den Medialis sowie mit leichter **Abd**uktion und Außenrotation (10–20°) für den Lateralis (z.B. für die Fragestellung Chondropathia patellae) eingestellt. Manchmal ist es bei asthenischen Patienten notwendig, einen Polster zwischen Unterarm und Kniekehle zu legen. Die Testhand kommt ventral auf das untere Schienbeindrittel. Für den Untersucher ist es günstig, sich an der Tischunterkante mit dem Oberschenkel einzuhaken, weil sonst der Bodenkontakt verloren gehen könnte. Der Patient drückt „nach oben gegen meine Hand" in Extension.

Testvektor: geht bogenförmig in Flexion.

Test im Sitzen für starke Patienten: Das Knie wird ca. 45° gebeugt und bei harter Unterlage eventuell in der Kniekehle mit einem Polster unterlegt. 10–20° **Add**uktion und Innenrotation im Hüftgelenk für den Medialis sowie mit leichter **Abd**uktion und **Außen**rotation (10–20°) für den Lateralis. Bei harter Auflage ein Polster

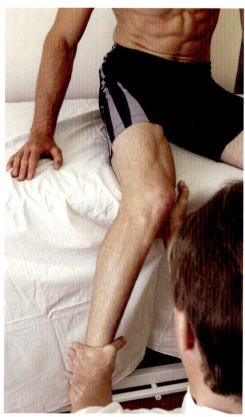

Test für den Vastus medialis

zwischen Oberschenkelrückseite und Tischkante legen, damit kein Kompressionsschmerz ausgelöst wird. Die gestreckte Testhand nimmt Kontakt von ventral am distalen Unterschenkel, und die gestreckte Stabilisationshand stützt sich an der Tischunterkante ab. Damit kann auch ein Athlet gut in seiner Maximalkraft getestet werden.

Der Patient drückt „nach oben gegen meine Hand" in Extension.

Testvektor: geht bogenförmig in Flexion.

Tipp

- Aus dieser Position können reaktive Muster zwischen den Quadricepsanteilen schnell bestimmt werden.
- Der Vastus lateralis ist mit Abstand der größte der vier Quadricepsmuskeln.
- Für Sportler sind reaktive Muster zum Vastus medialis besonders typisch.
- Die lateralen Patellaschmerzen bei Läufern werden von intramuskulären Problemen des Vastus lateralis bedingt.

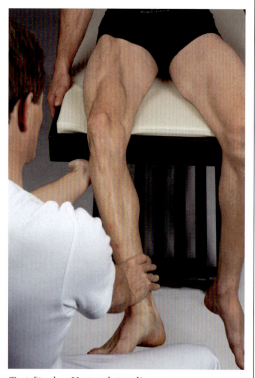

Test für den Vastus lateralis

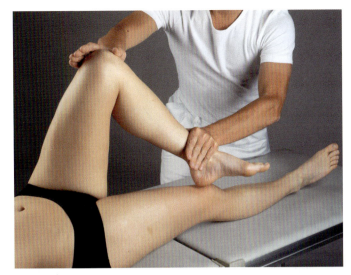

Test für den Vastus medialis Pars obliqua

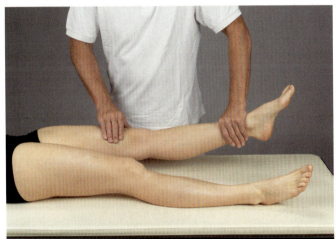

Test der Pars obliqua des Vastus medialis in getreckter Knieposition – starker Patient

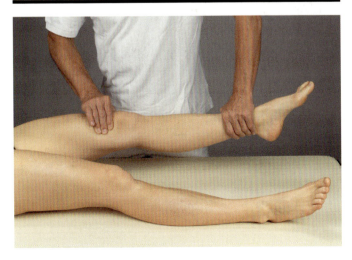

Test der Pars obliqua des Vastus medialis in getreckter Knieposition – schwacher Patient

- Die medialen Patellaansatzbeschwerden werden von intramuskulären Problemen des Vastus medialis verursacht.
- Der Vastus medialis ist der wichtigste mediale Kniestabilisator. Er neigt bei Verletzungen des medialen Bandapparates zur Abschwächung.

Weitere Testpositionen für die verschiedenen Vastusanteile wurden von Beardall beschrieben. Die Tests für die Pars obliqua haben sich in der Praxis bewährt.

Pars obliqua des Vastus medialis: In Rückenlage wird das stark gebeugte und in der Hüfte leicht nach außen rotierte Bein mit der Ferse in Kniehöhe des gestreckten zweiten Beines gelegt. Die craniale Hand fixiert diese Position an der Knieaußenseite. Testhand ventral am distalen Unterschenkel. Der Patient drückt in „Streckung des Knies".
Testvektor: Geht in Knieflexion.

Pars obliqua des Vastus medialis in maximaler Knieextension: Rückenlage des Patienten und maximal gestrecktes, in der Hüfte leicht flektiertes Bein. Die Testhand kommt von ventral auf das distale Unterschenkeldrittel. Die Tasthand legt die Palpationsfinger über die Region der Pars obliqua und fühlt die Muskelkontraktion, während die Testhand in Flexion drückt. Bei guter Pars-obliqua-Funktion bleibt das Kniegelenk maximal gestreckt und der Muskelbauch fühlt sich hart/kontrahiert an. Bei schwacher Obliquafunktion lässt sich das gestreckte Bein leicht um etwa 10 bis 15° im Knie flektieren und der Muskelbauch fühlt sich weich an. Die restlichen Quadrizepsanteile blockieren bei Normalfunktion die weitere Flexion.

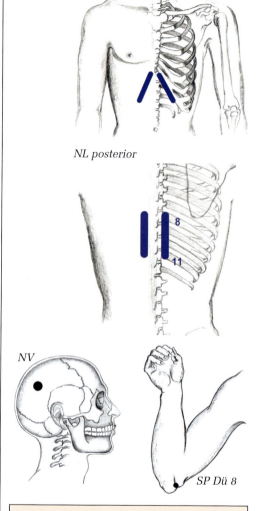

Nerv: N. femoralis L2, 3, 4
NL: *Anterior:* Rippenbogenrand
Posterior: Paravertebral in Höhe Th8–Th11
NV: Eminentia parietalis
Meridian: Dünndarm
SP: Dü 8
AP: KG 4
ZP: Bl 27 (**WE:** S1)
Organ: Dünndarm
Nährstoffe: Vit.-B-Komplex, Calcium, Vitamin D, CoQ10, vor allem diverse Probiotika

Literatur

Beardall A.G. (1981) Clinical Kinesiology Vol. II: Muscles of the Pelvis and Thigh. Portland, OR, Human Biodynamics

Beardall A.G. (1983) Clinical Kinesiology Vol. IV: Muscles of the Upper Extremities, Forarm and Hand. Portland, OR, Human Biodynamics

Beardall A.G. (1985) Clinical Kinesiology Vol. IV: Muscles of the Lower Extremities, Calf and Foot. Portland, OR, Human Biodinamics

Feneis H. (1974) Anatomisches Bildwörterbuch. 4. Auflage, Georg Thieme Verlag

Garten H. (2004) Applied Kinesiology: Muskelfunktion, Dysfunktion, Therapie. München, Urban und Fischer Verlag

Garten H. (2008) Das Muskeltestbuch: Funktion – Triggerpunkte – Akupunktur. München – Jena, ELSEVIER Urban und Fischer Verlag, 1. Auflage

Garten H., Shafer J. (2014) THE MUSCLE TEST HANDBOOK. Functional Assessment, Myofascial Trigger Points and Meridian Relationssships, München – Jena, Churchill – Livingstone – ELSEVIER Verlag, 1. Auflage

Goodheart G.J. (1976) Applied Kinesiology 1976 Workshop Procedure Manual, 12th ed. 20567 Mack Ave., Grosspoint, MI, 48236-1655, USA, privately published

Goodheart G.J. (1979) Applied Kinesiology 1979 Workshop Procedure Manual, 15th ed. 20567 Mack Ave., Grosspoint, MI, 48236-1655, USA, privately published

Kapandji A. (1984) Band 40, Funktionelle Anatomie der Gelenke, Band 1, Obere Extremität
Ferdinand Enke Verlag Stuttgart

Kapandji A. (1985) Band 47, Funktionelle Anatomie der Gelenke, Band 2, Untere Extremität
Ferdinand Enke Verlag Stuttgart

Kapandji A. (1985) Band 48, Funktionelle Anatomie der Gelenke, Band 3, Rumpf und Wirbelsäule
Ferdinand Enke Verlag Stuttgart

Kendall F., Kendall E. (1983) Muscle-Testing and Function. Baltimore, Williams and Wilkins

Leaf D.W. (1995) Applied Kinesiology Manual, Muscle Sheets, 159 Samoset St. Plymouth MA 02360 USA

Platzer W. (1975) Taschenatlas der Anatomie, Band 1: Bewegungsapparat, Georg Thieme Verlag

Walther D.S. (2000) Applied Kinesiology, Synopsis. 275, West Abriedo Av. Pueblo, Colorado 81004, Systems D.C.

Abbildungsnachweis

Alle Zeichnungen: Prof. Dipl.-Päd. Roza Salzmann, St. Paul im Lavanttal

Alle Fotos: Fotostudio Jost & Bayer, Klagenfurt